薬物動態を推理する 55 Question
一歩踏みこんだ疑義照会と服薬指導のために

本書は，雑誌「Credentials」［(株)日本アルトマーク発行］にNo.9（2009年6月号）からNo.21（2010年6月号）にわたって連載された内容を編集・改変したものです．

注意事項

　本書は，医療用医薬品添付文書，各社のインタビューフォームなどに基づきながら，実地臨床における知見を盛り込んだ情報をまとめています．医薬品をご使用になる際には，最新の医薬品添付文書，ならびに最新の医薬品の臨床データをご確認の上，個々の患者の疾患や重症度に応じてご判断いただけますようお願いいたします．

---

55 questions for presuming pharmacokinetics
―step-up for prescription audit and patient instruction on the use of drugs
© Nankodo Co., Ltd., 2011
Published by Nankodo Co., Ltd., Tokyo, 2011

薬物動態を推理する 55 GoGo Question

GoGo question for presuming pharmacokinetics
step-up for prescription audit and patient instruction on the use of drugs

一歩踏みこんだ疑義照会と服薬指導のために

著 菅野 彊　監修 小西廣己

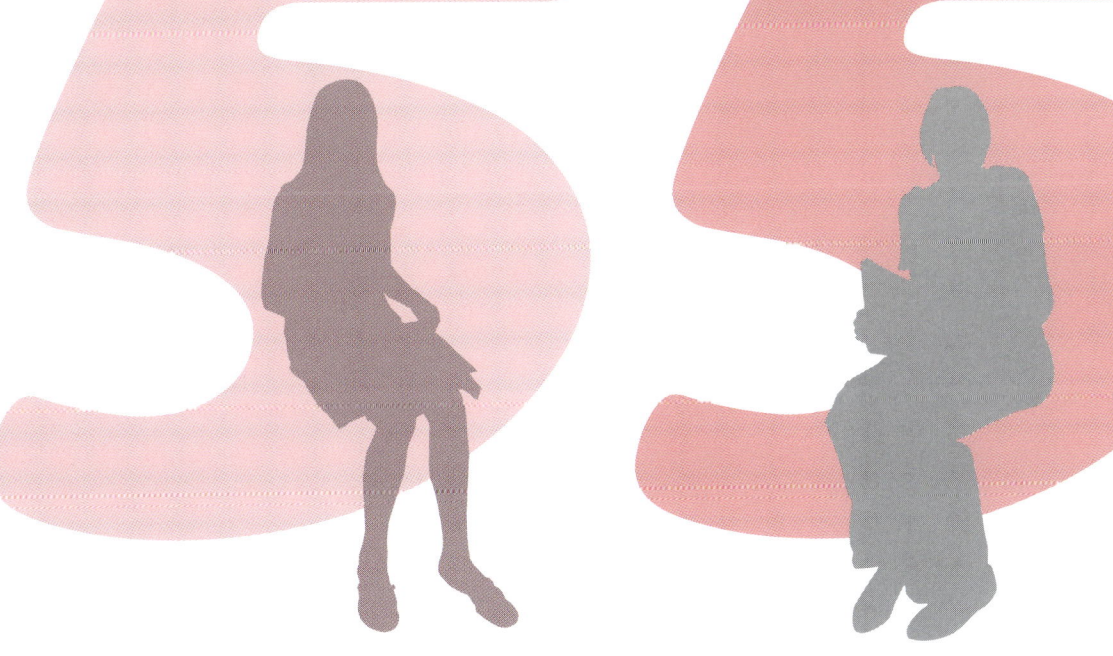

南江堂

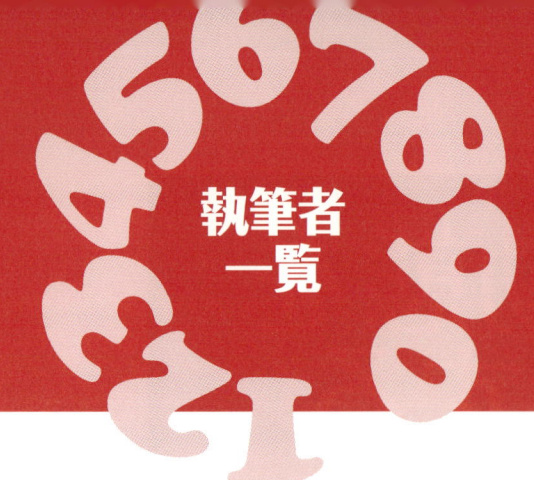

執筆者一覧

執　筆
菅野　彊　　かんの　つとむ　　どんぐり工房 代表

監　修
小西　廣己　　こにし　ひろき　　大阪大谷大学 医療薬学講座 教授

監修者のことば

　近年，薬剤師の職能はずいぶん拡大してきましたが，医療機関を問わず，処方鑑査や薬剤情報提供は薬剤師の重要な業務であることに何ら変わりはありません．くすりの作用はその体内濃度と深く関わっているので，「身体の中でのくすりの動き」を予測できれば，処方薬の内容や用法・用量の妥当性に基づいて疑義照会を行ったり，患者さんに対して的確なアドバイスするための大きな根拠になります．でも「薬物動態学」と聞くと，「数式が多くて難解」，「理論が複雑で馴染めない」，「血中濃度を測っていないので自分には無関係」などの理由で，敬遠されている方もたくさんおられるはずです．しかし，薬物動態学は，薬剤師が医療現場で活用してこそ意義のある非常に身近な学問なのです．

　薬物動態理論の細かい点に焦点を当て過ぎると，学んでいく途中で挫折してしまいます．実際の医療で必要な事柄はそのうちの一部にすぎません．臨床では患者さんが中心であり，薬物動態に関しても「詳細に見る」よりも「全体像を把握する」ことの方が大切になります．薬物血中濃度の推移を薬効や副作用と結びつけて考える上で，複雑な「くすりの動き」をいかに単純に表現できるかがポイントです．医療現場では厳密さよりも，むしろ柔軟性を求められることが多いため，それに即した"実践的な動態理論"を駆使していかなければなりません．

　本書では，薬物動態の考え方を医療現場に適用するにあたって，是非とも必要な事項を，細目別に質問形式で分かりやすく解説されています．著者自らが薬剤師として経験した症例や，服薬指導で汎用されているSOAP薬歴も盛り込まれており，「要点さえ把握できれば，薬物動態ってこんなに簡単なんだ」ということが分かっていただけると思います．薬物血中濃度データがなくても何ら問題はありません．患者さんの背景を考えながら「身体の中でのくすりの動き」を正しく読み解き，それを利用して薬物療法に貢献することが薬剤師の重要な役割なのです．

　本書が，薬局や病院勤務の薬剤師のみならず多くの医療関係者にも大いに役立ち，医薬品の適正使用を目指した臨床薬物動態学の理解を深める一助になることを期待しています．

　2011年秋

小西 廣己

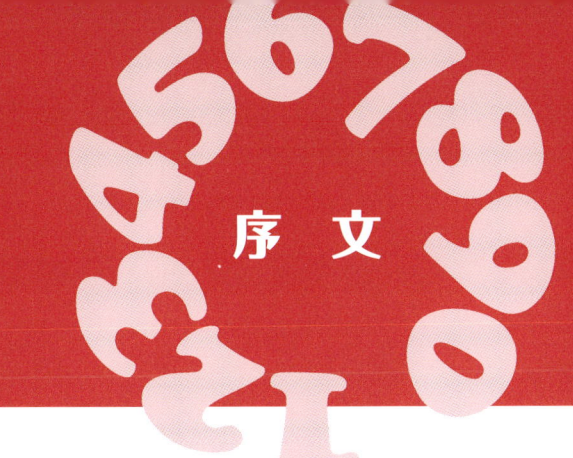

序文

　くすりの効果は「薬理作用の強さと薬物動態で決まる」と言ってもいいかと思います．しかし，日常的に患者さんと接していると，そこにもうひとつの大きな要因が働くことに気がつきます．それは，なんでしょうか？　そうです！　患者さんの状態ですね．薬理作用とその強さは個々のくすりで違いますから，個別に検討しなければなりません．患者さんの状態にしても然りです．身体が大きい人，小さい人，年齢が高い人，低い人，腎機能が正常な人，低下が予測される人などさまざまです．

　しかし，薬物動態の場合はある程度一定の数値で考えることができます．例えば，この患者さんのクレアチニンクリアランスはどのくらいなのか？　あるいは分布容積はどのくらいだろうか？　適切な投与量はいくらか？　体内からの消失半減期はどのくらいだろうか？　だとしたら，いつ定常状態に達するのか？　などなどです．つまり，薬物動態は比較推測が可能です．そこで，薬物動態をなんとか科学的に定量的に捉えられないものか？　と考え，長い間模索してきました．

　そして，くすりの動態を推測し，効果を測り，副作用を予測して，数々の提案を臨床側に行ってきました．当然それは薬理的な検討や患者さんの状況を加味しながらでありますが，患者さんの薬物動態の検討がくすりの効果の予測に基本的な影響を与えていることに確信をもつに至りました．最近の薬剤師の仕事はくすりの効果や副作用，薬物動態はどうなって行くのか？　という，いわば予測学が中心になっているか，あるいはなっていくのだろうと思います．そこで，本書は臨床に必要な薬物動態学の根幹を55個のQ＆Aとそのステップアップとしての13個の実践編で表してみました．Question 55を読み終えたときに，あなたにはくすりの動態と効果の関係がはっきり見えてくることでしょう．

　この書は2010年に雑誌「Credentials」に連載したものに大幅に加筆いたしました．出版を許可頂きました(株)日本アルトマークに感謝いたします．最後に私の数々の誤謬を正し，監修の労をお取り頂いた大阪大谷大学薬学部教授 小西廣己先生に感謝いたします．

　2011年秋

菅野 彊

目次

第1章　まずは大まかに捉える！　くすりの投与量と血中濃度の法則　　1

- **Q1** くすりが体内から消失するのに法則性はあるのでしょうか？　　2
- **Q2** くすりの投与量を増やすと血中濃度はどのように変化するのでしょうか？　　4
- **Q3** アプリンジン塩酸塩（アスペノン®カプセル）は上昇型非線形動態を示しますが，どんな注意が必要でしょうか？　　6
- **Q4** バルプロ酸ナトリウムでみられる頭打ち型非線形動態はどうして起きるのでしょうか？　どんな注意が必要ですか？　　8
- **実践編** 非線形型薬物の場合は，どんな注意が必要でしょうか？　　9

第2章　イメージで捉える！　基本用語　　11

- **Q5** 大学でコンパートメントモデルについて習ったけど，そもそもコンパートメントって何でしょうか？　　12
- **Q6** 2-コンパートメントモデルの場合，それぞれのコンパートメントは身体のどこを指すのでしょうか？　　14
- **Q7** 消失速度定数は大きければ大きいほどくすりの消失は速くなりますか？　どのようにして求めたらいいでしょうか？　　16
- **Q8** 分布容積ってよく聞くけど，どういう意味でしょうか？　　18
- **実践編** ジスロマック®SRドライシロップの分布容積は大きいけど，組織移行はどのくらいになるのでしょうか？　　21

第3章 服薬指導で役立つ！効果発現時間や効果持続時間　23

- **Q9** くすりはいつごろ効いてくるのかよく聞かれるけど，目安ってあるのでしょうか？　24
- **Q10** くすりの効果がなくなるのはいつごろか推測はできるのでしょうか？　27
- **Q11** 定常状態がないくすりの場合，効果発現時間や効果持続時間はどう考えればいいのでしょうか？　29
- **実践編** 定常状態がある薬物とない薬物では，服薬指導はどう違うのでしょうか？　31

第4章 本当に効いてる!?　有効血中濃度の求め方　35

- **Q12** 有効血中濃度に達しているか判断するのに定常状態の平均血中濃度を知りたいんですけど，どのようにして求めるのでしょうか？　36
- **Q13** それぞれの患者さんの定常状態の血中濃度を推測することで，投与量を微調整したいんですけど，どうすればできるのでしょうか？　39
- **Q14** ジソピラミド（リスモダン®カプセル）の投与量が150 mg/日と少ないけれど，平均血中濃度は有効血中濃度に達するのでしょうか？　42
- **Q15** 目標とする定常状態での平均薬物血中濃度を達成する投与量を医師から聞かれることがたまにありますが，どのようにして求めればいいのでしょうか？　44
- **Q16** 定常状態の最低薬物血中濃度と最高薬物血中濃度はどのように推測したらいいのでしょうか？　47
- **実践編** テオフィリン（テオドール®錠）を増量した患者さんが副作用のような症状を発現しているけど，血中濃度を推測して適切な投与量を決めることはできるのでしょうか？　50

第5章 薬剤選択に役立つ！肝消失型と腎排泄型の見分け方　53

- **Q17** 薬物総クリアランスはどのようにイメージしたらいいのでしょうか？　54
- **Q18** くすりは肝臓と腎臓以外でも消失すると思うけど，どうして肝臓と腎臓だけとするのでしょうか？　56
- **Q19** 薬物総クリアランスは何に役立つのでしょうか？ どのようにして求めるのですか？　58
- **Q20** どうしてくすりを肝消失型と腎排泄型に分けるのでしょうか？ どんな違いがあるのですか？　60
- **Q21** 肝消失型と腎排泄型を見分ける尿中未変化体排泄率って何でしょうか？　62
- **Q22** 尿中未変化体排泄率のデータがない場合には，どうやって肝消失型と腎排泄型を見分けるのでしょうか？　64
- **Q23** 添付文書に消失経路を推定する薬物動態値の記載がない場合はどうすればいいのでしょうか？　66
- **Q24** 肝消失型薬物の場合は，どこに注目すればいいのでしょうか？　68
- **実践編1** 高齢者に肝抽出率が高いくすりを投与する場合，どこに注意すればいいのでしょうか？　71
- **実践編2** 腎機能が低下した患者さんではどんな注意が必要なのでしょうか？　74

第6章 処方設計に使える！腎機能低下者への投与量　77

- **Q25** 薬局で患者さんの腎機能低下を見分けるにはどうすればいいのでしょうか？　78
- **Q26** 加齢は腎機能を低下させると言われているけど，年齢でクレアチニンクリアランスのおおよその推測はできるのでしょうか？　80
- **Q27** 高齢者の場合，体内からくすりが消失するのにどのくらいかかるのでしょうか？　82
- **Q28** 高齢者の消失半減期を推測することはできるでしょうか？　84

Q29	クレアチニンクリアランスはどのようにして推算されるのでしょうか？	86
Q30	腎機能低下者と健常者の薬物総クリアランスが分かれば，腎機能低下者の投与量を求めることはできるのでしょうか？	90
Q31	腎機能が低下したときのくすりの投与量を決定できるGiusti-Hayton法とはどんな方法でしょうか？	92
実践編	クレアチニンクリアランスが著しく低下している患者さんの場合，投与量はどうしたらいいのでしょうか？	94

第7章 よく遭遇する！高齢者への投与　97

Q32	加齢によってどんな生理学的変化が現れるのでしょうか？	98
Q33	加齢はADME（吸収，分布，代謝，排泄）にどんな影響を与えるのでしょうか？	100
Q34	高齢者にはどんなくすりを投与してはいけないのでしょうか？	102
Q35	Beers Criteria Japanって何でしょうか？	105
Q36	高齢者に注意するくすりは実際に臨床現場では使用されていないのでしょうか？	108
実践編	高齢者に注意するくすりを投与する場合はどこに注意すればいいのでしょうか？	111

第8章 本当にダメ!? 授乳婦への投与　115

Q37	授乳婦には乳汁へ移行しにくいくすりを薦めたいけど，どこに注目すればいいのでしょうか？	116
Q38	添付文書で「授乳中は投与を避ける」と記載がある場合は，本当に授乳できないのでしょうか？	118

第9章 論理的に捉える！相互作用のPK-PD分析　121

- **Q39** 相互作用を論理的に考えることはできるのでしょうか？　122
- **Q40** 薬物代謝酵素を誘導する場合と阻害する場合ではどんなことが起きるのでしょうか？　124
- **Q41** 抗てんかん薬は併用される場合が多いけど，どこに注意すればいいのでしょうか？　126
- **実践編** 併用禁忌あるいは併用注意の処方であった場合，どのように疑義照会すればいいのでしょうか？　129

第10章 薬局でもできる！TDM　133

- **Q42** 薬局でTDMはできるのでしょうか？　134
- **Q43** 添付文書でPK-PD分析することは可能でしょうか？　136
- **実践編** プラビックス®とバイアスピリン®を服用している患者さんに「オメプラール®錠20 mg」が追加されたけど，このままくすりを出してもいいのでしょうか？　138

第11章 むずかしくない！非線形型薬物の投与量　141

- **Q44** 上昇型や頭打ち型の非線形速度過程を示すのはなぜでしょうか？　142
- **Q45** テオフィリンの上昇型非線形動態ではどんな注意が必要なのでしょうか？　144
- **Q46** くすりの血漿蛋白結合の変動に関してどんな注意が必要なのでしょうか？　146
- **Q47** 投与量比以上に血中濃度を上昇させる非線形型薬物ではどんな注意が必要なのでしょうか？　148
- **Q48** 非線形型薬物の投与量はどのように求めるのでしょうか？　150

| 実践編 | まだ発作の予感がときおりあるので，フェニトイン血中濃度を14 μg/mLまで上げたい．投与量はどうすればいいのでしょうか？ | 152 |

第12章 最近見かける！遺伝子多型の基本　155

Q49	最近，添付文書でみられる遺伝子多型って何でしょうか？	156
Q50	薬物代謝酵素の遺伝子多型が薬効や副作用に大きく影響するとのことだけど，例えばどんなくすりで見られるのでしょうか？	158
Q51	遺伝子多型によるワルファリンへの薬物動態学的影響と薬力学的影響にはどんなものがあるのでしょうか？	160
実践編	処方せんや患者さんの状況から遺伝子多型の可能性のある症例であるかどうかを判断することができるのでしょうか？	162

第13章 使ってみよう！コンピューター解析　165

Q52	薬物動態学のプログラムはどういう理論で動いているのでしょうか？	166
Q53	推計的なアプローチと言われるBayes法（Bayesian法）とはどんな方法論なのでしょうか？	169
Q54	コンピューターソフトTHEOPREDICT Ⅲはどのようにして使うのでしょうか？	172
Q55	TDM支援ソフトPEDAは日本の臨床現場でもっとも多く使われていますが，PEDA-VBにはどんな特徴があるのでしょうか？	175
実践編	添付文書どおりの投与量では思うように血中濃度が上がらない場合，PEDA-VBで的確な投与設計を行うことができるのでしょうか？	178

索　引　181

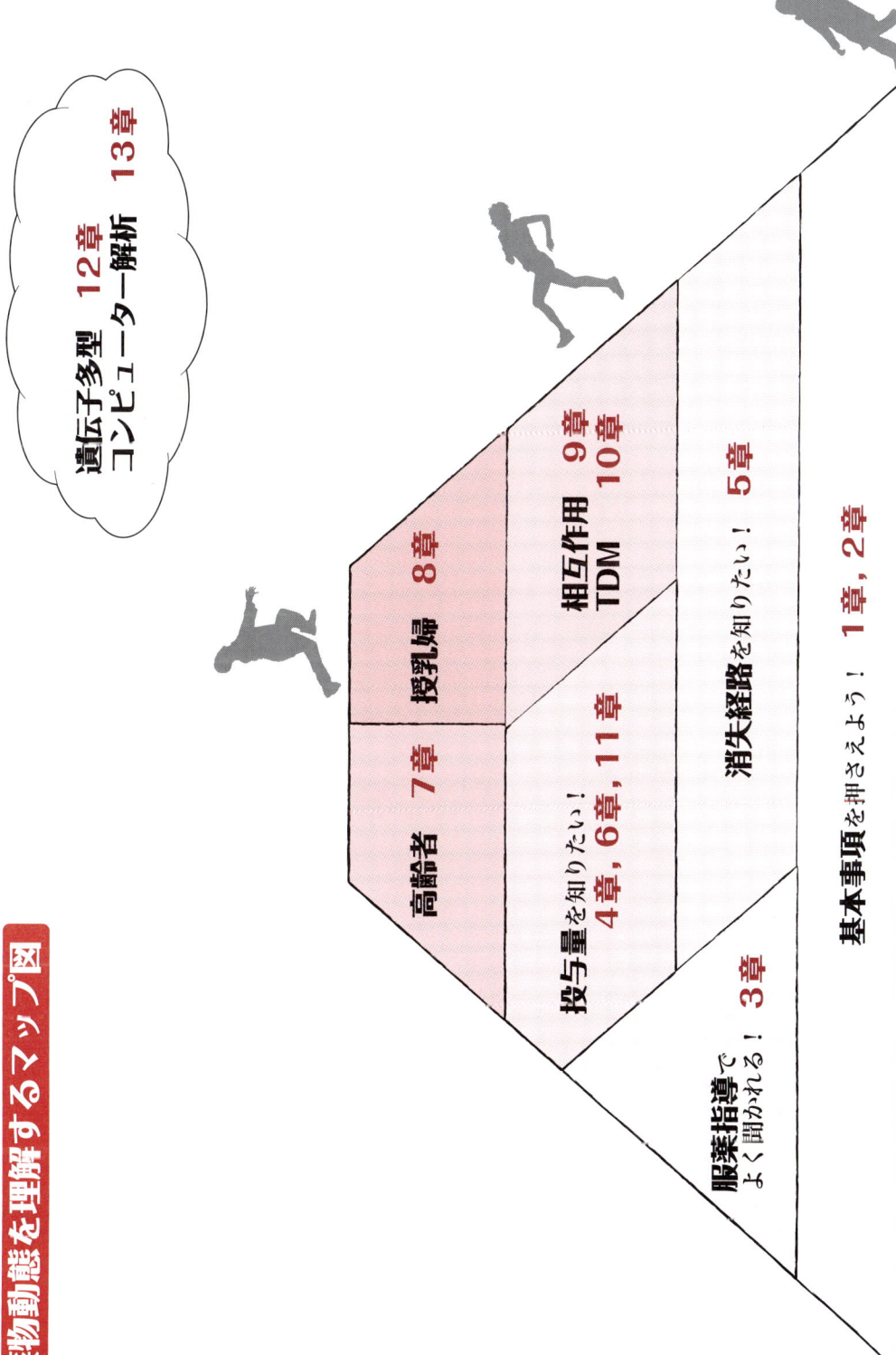

略称一覧

AUC	血中濃度−時間曲線下面積
AUC_{0-t}	投与後t時間目までの血中濃度−時間曲線下面積
BUN	血中尿素窒素
C	薬物血中濃度
Ccr	クレアチニンクリアランス
C_{in}	肝に流入する血液中の薬物濃度
CL_h	肝でのクリアランス（肝クリアランス）
CL_{int}	肝固有クリアランス
CL_r	腎でのクリアランス（腎クリアランス）
CL_{tot}	薬物総クリアランス
C_{max}	最高薬物血中濃度
C_{out}	肝から流出する血液中の薬物濃度
C_{ss}	定常状態での薬物血中濃度
$C_{ss \cdot ave}$	定常状態での平均薬物血中濃度
$C_{ss \cdot max}$	定常状態での最高薬物血中濃度
$C_{ss \cdot min}$	定常状態での最低薬物血中濃度
CYP	チトクロムP450
Dose	腎機能正常者への投与量
Dose(r)	腎機能低下者への投与量
E_h	肝抽出率
F	バイオアベイラビリティ
f_b	薬物の蛋白非結合型分率
f_u	尿中未変化体排泄率
GFR	糸球体濾過量
k_{el}	消失速度定数
K_m	Michaelis定数
MIC	最小発育阻止濃度
M/P比	母乳中濃度と血中濃度の比
P	油水分配係数
pKa	酸解離定数
Q_h	肝血流量
RID	相対的な乳児の薬物摂取量
S	塩係数
[S]	基質濃度
Scr	血清クレアチニン
τ（タウ）	投与間隔
$t_{1/2}$	消失半減期
t_{ss}	定常状態到達時間
V	反応速度
Vd	分布容積
V_{max}	最大代謝速度（単位時間あたりの最大代謝量）
X	体内薬物量

数式一覧

数式	参照
$k_{el} = 0.693 / t_{1/2}$	Q7, 15, 19, 52
$X = V_d \times C$	Q8, 52
体内に入る薬物量 $= F \times S \times Dose$	Q12
$CL_{tot} = V_d \times k_{el}$	Q12, 14, 19
投与間隔間消失量 $= CL_{tot} \times C_{ss \cdot ave} \times \tau$	Q12, 19
$S =$ 有効な部分の分子量／全体の分子量	Q12
$C_{ss \cdot ave} = [F \times S \times Dose / \tau] / CL_{tot}$	Q12, 14, 15
蓄積率 $= 1 / [1 - e^{-k_{el} \times \tau}]$	Q13
$C_{ss \cdot max} = C_{ss \cdot ave} + \{[F \times S \times Dose] / V_d\} \times 1/2$	Q16
$C_{ss \cdot min} = C_{ss \cdot ave} - \{[F \times S \times Dose] / V_d\} \times 1/2$	Q16
$CL_{tot} = CL_h + CL_r$	Q18, 24
$f_u = [$尿中未変化体排泄量$] / [Dose \times F]$	Q21
$E_h = [C_{in} - C_{out}] / C_{in}$	Q24
$CL_h = Q_h \times E_h$	Q24
$E_h = [CL_{int} \times f_b] / [Q_h + CL_{int} \times f_b]$	Q24
男性の予測 $Ccr = \{[140 -$ 年齢$] \times$ 体重$\} / [72 \times Scr]$ 女性の予測 $Ccr =$ 男性の予測 $Ccr \times 0.85$	Q29, 30
高齢者投与量 $=$ 若年者投与量 $\times [$高齢者$CL_{tot} /$ 若年者$CL_{tot}]$	Q30
$Dose(r) = Dose - Dose \times f_u \times \{[Ccr - Ccr(r)] / Ccr\}$	Q31
$RID =$ 乳児の摂取量／母親の投与量 $\times 100$	Q38
乳児薬物摂取量 $=$ 乳汁中濃度 $\times$ 哺乳量	Q38
乳汁中濃度 $=$ 母親の平均血中濃度 $\times$ M/P比	Q38
$V = [V_{max} \times [S]] / [K_m + [S]]$	Q48
$Dose/\tau = [V_{max} \times C_{ss}] / [K_m + C_{ss}]$	Q48, 52
$C = C_o \times e^{-k_{el} \cdot t}$	Q52

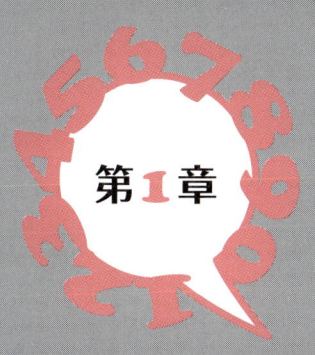

第1章

まずは大まかに捉える！

くすりの投与量と血中濃度の法則

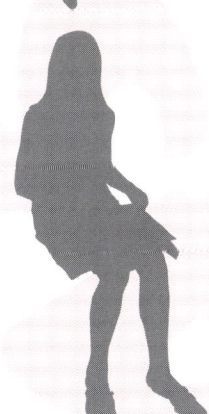

一番大事なことは，そのくすりは線形速度過程か非線形速度過程かですよね．

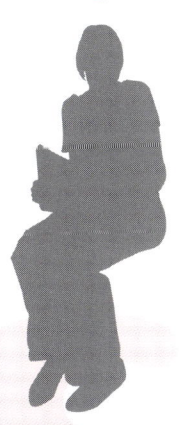

そうだね．
まずそれを判断する技術を身につけよう．

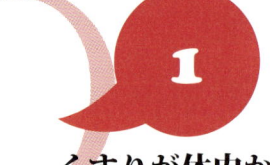

くすりが体内から消失するのに法則性はあるのでしょうか？

①くすりの体内からの消失速度過程には法則性がある．それは一次消失速度過程とゼロ次消失速度過程である．
②一次消失速度過程はもっとも多く見られる消失速度過程で，体内薬物量や薬物血中濃度に比例して薬物が消失していく速度過程である．
③ゼロ次消失速度過程は体内での薬物量がいっぱいになったときの速度過程で，体内薬物量に関係なく一定の量しか消失していかない速度過程である．

「くすりの体内からの消失に法則性はあるのか？」という問いは薬物動態を考える上では根本的な問いですね．もし法則性がなかったとしたら，どうなるのでしょうか？ それはくすりが気まぐれに体内から出て行くということですから，まったく体内での動きが予測できません．つまり，くすりの消失速度は科学としては語れないことになります．ですから，くすりの学問である薬学は成り立たないことになります．大丈夫です．くすりの体内からの消失速度過程には法則性があります．だからこそ，体内のくすりの動きを予測する法則を研究する薬学者がいて，それを学ぶ薬学生がいて，推理する薬剤師がいるのです．そうです．私達はくすりの動きを確実に予測する科学者なのです．

では，体内に入ったくすりはどのようにして血中から消失していくのでしょうか？ 通常は代謝酵素に余裕がありますので，くすりは体内薬物量や薬物血中濃度（薬物血漿中濃度あるいは薬物血清中

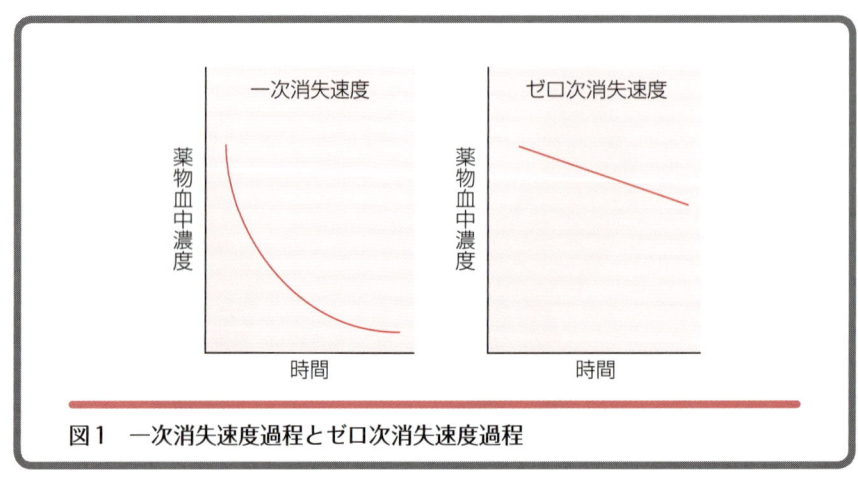

図1　一次消失速度過程とゼロ次消失速度過程

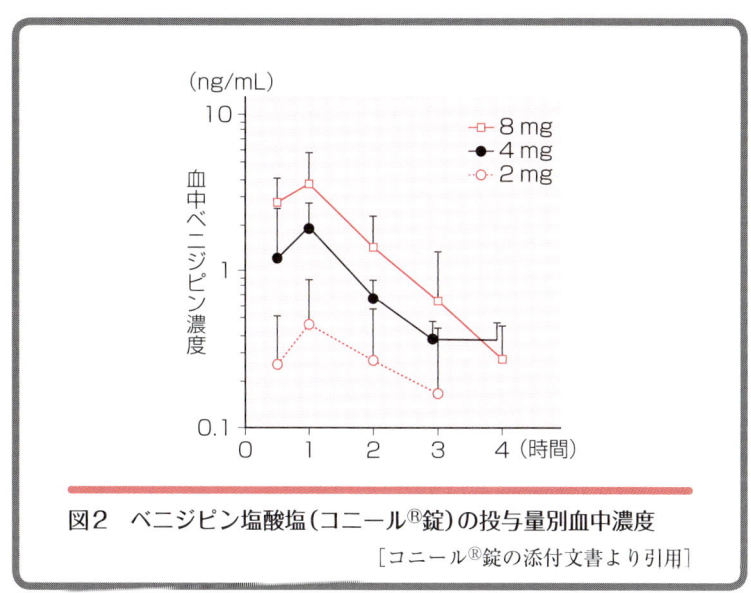

図2 ベニジピン塩酸塩（コニール®錠）の投与量別血中濃度
［コニール®錠の添付文書より引用］

濃度ともいいます）に比例して減っていきます．つまり，図1の一次消失速度過程に示されるように，体内にくすりがいっぱいあるときにはいっぱい減っていきますから，薬物血中濃度軸を等差目盛りにすると血中濃度は急に下がっていきます．これが一次消失速度過程でのくすりの減り方です．そして，ほとんどのくすりがこの消失速度過程をたどります．

ところで，「血中濃度が代謝や消失の限界を超えて上がってしまった」としましょう．くすりは有効血中濃度を超えて中毒域に入っています．患者さんはどうやってこの危機を脱するのでしょうか？

代謝酵素は飽和されてめいっぱい働いていますから，これ以上代謝できません．したがって，体内にいくらいっぱいくすりがあったとしても，しばらくは一定量しか体外に出ていかないのです．図1のゼロ次消失速度過程がこの状態です．時間当たり一定量しか消失していかないので，薬物血中濃度は等差目盛りにすると直線的に下がっていきます．さらに高い血中濃度がしばらく続きますので勾配が緩い直線になります．

例えば，テオフィリンやフェニトインがそうだし，アセトアミノフェンの過剰投与や中毒時にも，このゼロ次消失速度過程が見られます．

図2はベニジピン塩酸塩（コニール®錠）の投与量別血中濃度の推移です．経口投与された1時間後に最高血中濃度C_{max}に達したベニジピン血中濃度は，図1に示したゼロ次消失速度のように直線的に下降していますね．

では，ベニジピンはゼロ次速度過程で消失しているのでしょうか？　実はそうではありません．図2のベニジピン血中濃度は，縦軸の血中濃度スケールが対数目盛り（logスケール）になっています．つまり，血中濃度を対数目盛りで縦軸にとると，一次消失速度過程を示す薬物は直線的に下降するのです．したがって，ベニジピン塩酸塩は一次消失速度過程を示すことが分かります．

このように体内からのくすりの消失には法則性があります．一次速度かゼロ次速度かのどちらかです．そして，多くのくすりが一次速度過程，つまり体内薬物量に比例して消失していきます．ゼロ次速度過程を示すくすりやそれが現れる場合は限られています．

Q2 くすりの投与量を増やすと血中濃度はどのように変化するのでしょうか？

POINT

①通常のくすりは，投与量に比例して血中濃度が上がっていく線形速度過程を示す．
②低用量では投与量にほぼ比例して血中濃度が上がっていくが，増量に従って血中濃度の上昇率が高くなる上昇型非線形動態を示す場合がある．
③ある程度までは投与量に比例して血中濃度が上がっていくが，次第に血中濃度の上昇程度が小さくなる頭打ち型非線形動態を示す場合がある．

　くすりの消失とは反対に，くすりの投与量を増やしていくと，血中濃度はどうなるのかを見てみましょう．大部分のくすりは投与量を2倍にすると体内薬物量は約2倍になり，血中濃度も約2倍になります．3倍にすると約3倍になります．なぜなら通常のくすりの体内からの消失速度は体内薬物量に比例するからです．これを「線形型薬物」あるいは「一次消失速度過程を示す薬物」と言います．**図1**のように，投与量に比例して直線的に薬物血中濃度が上がっている線形型薬物がそうです．
　ところが，ごく一部なのですが，投与量から予測された以上に血中濃度が上昇したり，投与量に見

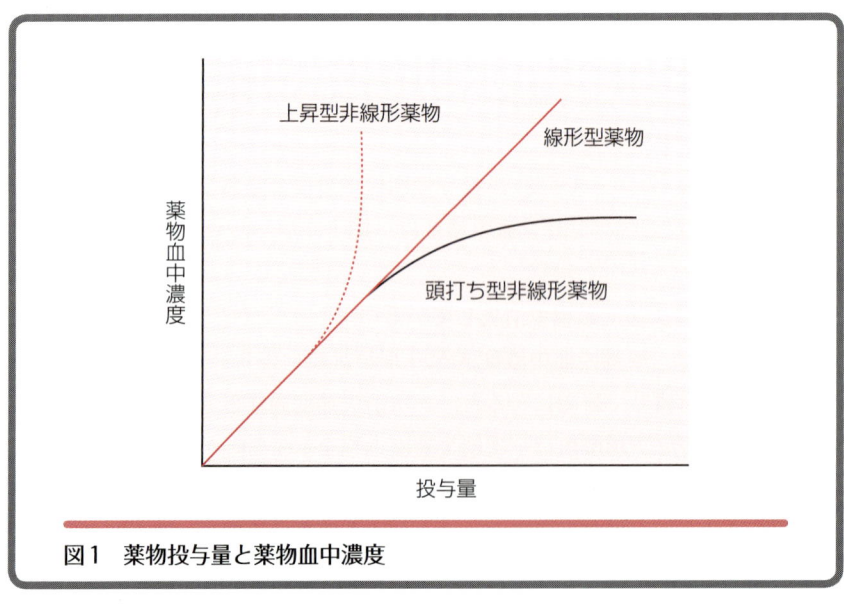

図1　薬物投与量と薬物血中濃度

合ったとおりに上がらずに，頭打ちの血中濃度を示す場合があります．これらを「非線形型薬物」と言います．

どうしてこのようなことが起きるのでしょうか？ まず，投与量から予測された以上に血中濃度が上昇してしまう非線形型薬物の場合を考えてみましょう．フェニトインが有名ですが，実はフェニトインばかりではなく，今は色々なくすりが非線形を示すことが分かっています．例えば，SSRI (selective serotonin reuptake inhibitors)のパロキセチン塩酸塩，不整脈治療薬のプロパフェノン塩酸塩や抗真菌薬のイトラコナゾール，抗ウイルス薬のアタザナビル硫酸塩などがあります．

多くのくすりが薬物代謝酵素によって代謝され，不活性体となって薬効を失い体外に出ていきます．ところが，この代謝能力には限界があって，代謝が飽和に達すると，それ以上代謝されなくなる場合があります．さらにくすりの投与を続けると，体内は代謝されない未変化体でいっぱいになり，投与量以上に血中濃度が上がるのです．

このように，投与量に応じて血中濃度/投与量比が徐々に上がるのは，それまで一次速度過程で消失していたものが，代謝酵素が高濃度の薬物によって飽和され，ゼロ次消失速度に移行したことを示しています．すなわち，非線形動態はゼロ次消失速度過程が生み出していると言えます．

血中濃度が上昇すると，患者さんに過剰な薬理作用が発現し，くすりの副作用に曝されることになります．したがって，非線形型薬物が増量された場合には，とくに注意深く患者さんを観察しなければなりません．

これとは逆に，例えばバルプロ酸ナトリウムのように，投与量が増えてもそれに比例して血中濃度が上がっていかない場合があります．これを頭打ち型非線形薬物と呼ぶことにしましょう．

また，同じ投与量を続けているとだんだん血中濃度が下がってくるカルバマゼピン(テグレトール®)のような変わり種非線形型薬物もあります．カルバマゼピンは効果が落ちてきたと感じたなら，血中濃度を測定の上，増量を図る必要があるかもしれません．

Q3 アプリンジン塩酸塩（アスペノン®カプセル）は**上昇型非線形動態**を示しますが，どんな注意が必要でしょうか？

> **POINT**
> ①アプリンジン塩酸塩（アスペノン®カプセル）は50 mg/日投与までは線形速度過程を示し，消失半減期も一定である．
> ②しかし，アプリンジン塩酸塩は100 mg/日投与では非線形動態を示し，血中濃度/投与量比が上昇するとともに，消失半減期も延長する．
> ③したがって，アプリンジン塩酸塩の不用意な増量には気をつけなければならない．抗不整脈薬は不整脈を起こすことがあるからである．

　図1はアプリンジン塩酸塩（アスペノン®カプセル）の投与後体内動態の図です．血中未変化体濃度の図をみると，25 mg投与時のC_{max}（最高薬物血中濃度）は約0.05 μg/mLで，50 mgでは約0.1 μg/

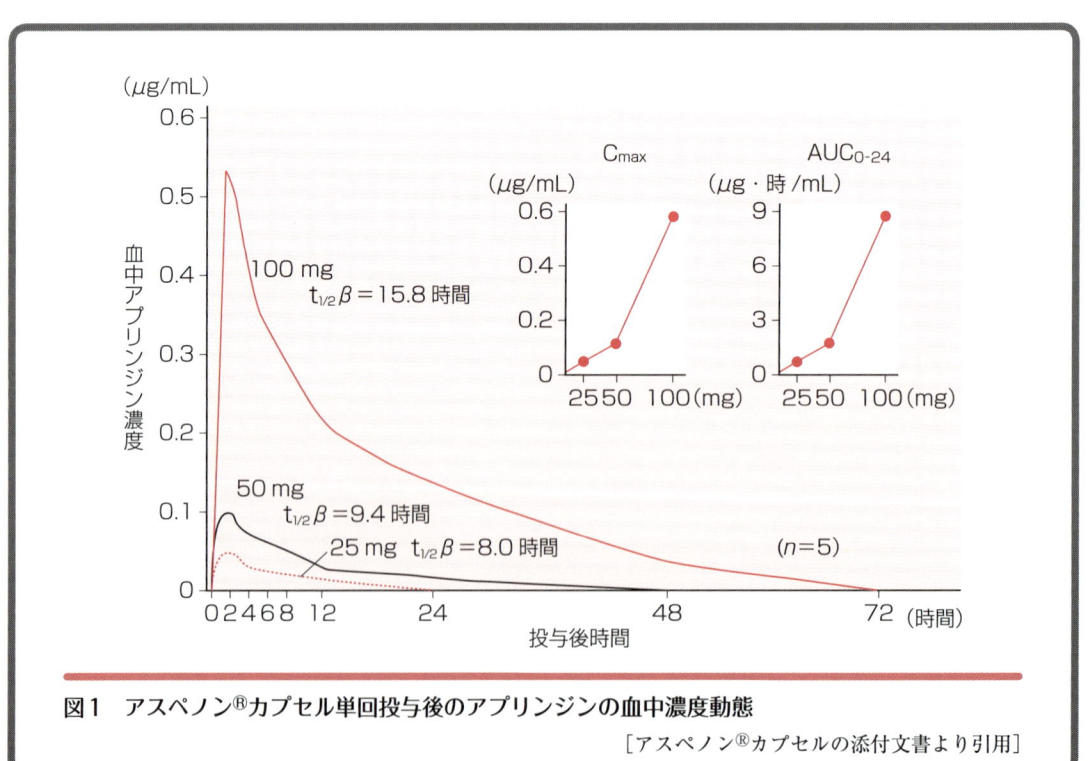

図1　アスペノン®カプセル単回投与後のアプリンジンの血中濃度動態
［アスペノン®カプセルの添付文書より引用］

mLですから，投与量に対応した血中濃度を示しています．ところが，100 mg投与時は0.5 μg/mLを超え，50 mg投与時の5倍以上のC$_{max}$を示しています．

それに図1のアプリンジンのC$_{max}$とAUC（血中濃度－時間曲線下面積）からみられるように，アプリンジン塩酸塩（アスペノン®カプセル）1回50 mg以上の投与量では血中濃度が著しく高くなっていることが分かります．アスペノン®の添付文書では「アプリンジンは非線形の薬物動態を示すため，投与量とC$_{max}$，AUCは比例しない．投与量の増加に伴い，半減期は延長し，予想以上の血中濃度上昇がみられることがある」とされています．

したがって，アプリンジン塩酸塩（アスペノン®カプセル）の増量には注意をしなければなりません．アプリンジンの有効血中濃度域は0.25～1.26 μg/mLと言われており，保険診療上で特定薬剤治療管理料が算定できるので，血中濃度測定が薦められているのはこのような理由もあります．

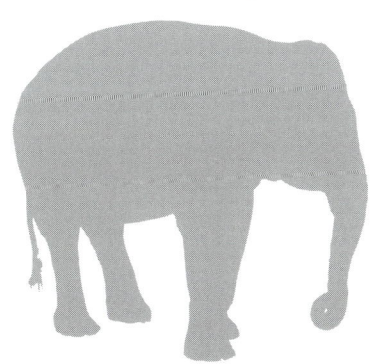
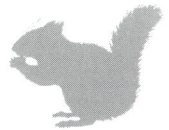

Q4 バルプロ酸ナトリウムでみられる頭打ち型非線形動態はどうして起きるのでしょうか？ どんな注意が必要ですか？

> ①バルプロ酸は蛋白結合率が90%と高い薬物である．
> ②したがって，バルプロ酸ナトリウムの投与量が大きくなると蛋白結合が飽和し，非結合型のバルプロ酸が増える．
> ③非結合型薬物は血液内にとどまらず，容易に組織に移行していくので，バルプロ酸の血中濃度は頭打ちになる．

　薬物血中濃度の頭打ち現象はどうして起きるのでしょうか？ バルプロ酸の場合は，アルブミンなどの血漿蛋白への結合が飽和したときに起きる現象です．したがって，蛋白結合率が高く，分布容積が小さいくすりに起きやすいと言えます．分布容積とは，「くすりが分布する場所の見かけの大きさで，大きければ組織移行が大きい」ことを示す薬物動態値です．

　くすりは血中に蛋白と結合した薬物として存在するか，結合していない遊離型の薬物として存在するかのどちらかです．くすりが薬効を現したり，副作用を起こすのは遊離型のくすりの作用です．

　蛋白結合が飽和すると，いったい何が起きるのでしょうか？ バルプロ酸は血漿蛋白，とくにアルブミンとの結合率が高く（90%以上），100 μg/mL以上の濃度では結合が飽和すると言われています．分布容積も0.1～0.4 L/kg以下と小さく，ほぼ細胞外液に相当する容量です．

　デパケン®の添付文書にある in vitro のバルプロ酸の蛋白結合率（平衡透析法：37℃，3時間）と血中濃度の関係を見ますと，バルプロ酸の濃度が高くなると蛋白結合率が下がっていきます．つまり遊離型のバルプロ酸が増えていきます（表1）．

　そうすると，遊離型のバルプロ酸は血液中から組織に移行しやすくなります．その結果，血中濃度は投与量に比例して上昇しなくなります．つまり血中濃度の上昇が頭打ちになります．

　しかし，血中濃度は上がらなくても，遊離型バルプロ酸の組織濃度は高くなるので，副作用が発現しやすくなります．したがって，バルプロ酸ナトリウムの増量も慎重に進めなければなりません．

表1　バルプロ酸の濃度別蛋白結合率

添加濃度（μg/mL）	20	50	100	150	200
結合率(%) 平均値±標準偏差	91.39 ±0.72	91.36 ±0.20	88.63 ±0.72	85.52 ±0.74	80.03 ±0.37

［デパケン®錠の添付文書より引用］

実践編

非線形型薬物の場合は，どんな注意が必要でしょうか？

症例はAさん，57歳男性，高血圧，慢性肝炎です．Aさんは高血圧でテルミサルタン（ミカルディス®錠）40 mg/日で治療中ですが，慢性肝炎を合併しています．慢性肝炎の理由を聞くと，「若いときに少し飲み過ぎた」と言います．今日の処方は下記のとおりです．

Rp
①ミカルディス®錠40 mg，1回2錠，1日1回朝食後服用，28日分
②ウルソ®錠100 mg，1回1錠，1日3回毎食後服用，28日分

今まで，ミカルディス®錠1日40 mgだったのですが，今日は1日80 mgに変更になっていました．Aさんは慢性肝炎がありますが，お酒が好きで毎日晩酌を欠かしません．「酒を取るか？　命を取るか？　と言われても，俺は酒を取る」と豪語していますが，酒量はさすがに衰えて今は1日2合だそうです．今日の血圧は153/92 mmHgとのことでした．

さて，この処方に何かプロブレム（問題点）がありませんか？　ちなみに，テルミサルタン（ミカルディス®錠）の投与量別血中濃度を表1に示しました．

ミカルディス®錠20 mgを服用したときではC_{max}（最高薬物血中濃度）は33.84 ng/mLを示しています．40 mgで78.52 ng/mLのC_{max}を示しますので，20 mgの約2.3倍です．しかし，40 mgの2倍量

表1　テルミサルタン（ミカルディス®錠）の投与量別薬物動態値

投与量	C_{max} (ng/mL)	t_{max} (時間)	AUC_{0-24} (ng・時/mL)	$t_{1/2}$ (時間)
20 mg ($n=31$)	33.84±17.37	6.9±6.2	424.65±232.25	24.0±11.0
40 mg ($n=29$)	78.52±32.72	4.6±1.7	807.41±334.76	20.3±12.1
80 mg ($n=30$)	365.81±253.08	3.6±1.2	2304.54±1522.85	20.9±10.6

平均値±標準偏差
［ミカルディス®錠の添付文書より引用］

である80 mgでは365.81 ng／mLと4.6倍のC_{max}を示しており，テルミサルタンは明らかに上昇型非線形薬物です．添付文書では臨床用量での非線形として，「40 mg以上の投与量では用量比以上の曝露の上昇がみられる」としています．

慢性肝炎の既往があって今でもお酒が切れないAさんです．テルミサルタン80 mgをうまく代謝・排泄できるかどうか不安ですね．ちなみに添付文書では，「外国において肝障害患者で本剤の血中濃度が3〜4.5倍上昇することが報告されている」とあります．

実はミカルディス®錠の添付文書の用法・用量に関する使用上の注意で，「肝障害のある患者に投与する場合，最大投与量は1日1回40 mgとする」という投与量の制限があります．理由は，使用上の注意で「本剤は主に胆汁中に排泄されるため，テルミサルタンのクリアランスが低下することがある」と明記されています．当然この処方せんはこのまま調剤するわけにはいきません．疑義照会の結果，医師は「もう一度患者さんに診察に来てくれるように話してください」ということでした．そのときの薬歴には次のように記載されています．

P#1　ミカルディス®錠増量による副作用発現の可能性

S 酒は毎晩2合．血圧が高く，今日「くすりを増やす」と言われた．

O ミカルディス®錠40 mgを1日1錠から，1日2錠へ増量．

A 慢性肝炎あり．ミカルディス®錠は肝障害者では1日40 mgまでの投与量制限あり．テルミサルタンは非線形型薬物なので，急な血中濃度上昇が心配．

P 疑義照会にて，処方変更を提案．処方内容が変更になったので，その後の患者の状態をフォロー．

よかったですね．ミカルディス®錠は1日40 mgのままで，コニール®錠（ベニジピン塩酸塩）1日2 mgが追加になりました．ベニジピンは一次消失速度過程を示す薬物でしたね．したがって，急激に血中濃度が上がったりしないから安心です．

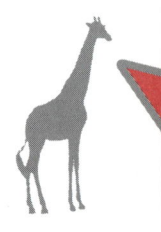

❶投与されている薬物が非線形型薬物であることを確かめ，投与量が非線形を示す量かどうかを検討する．
❷非線形型薬物は肝消失型薬物であることが多いので，患者さんの肝機能が低下していないかどうかを検討する．
❸投与量が多いときや増量時，肝機能低下時，高齢者などでは，副作用が発現していないか注意深く観察する．

第2章

イメージで捉える！

基本用語

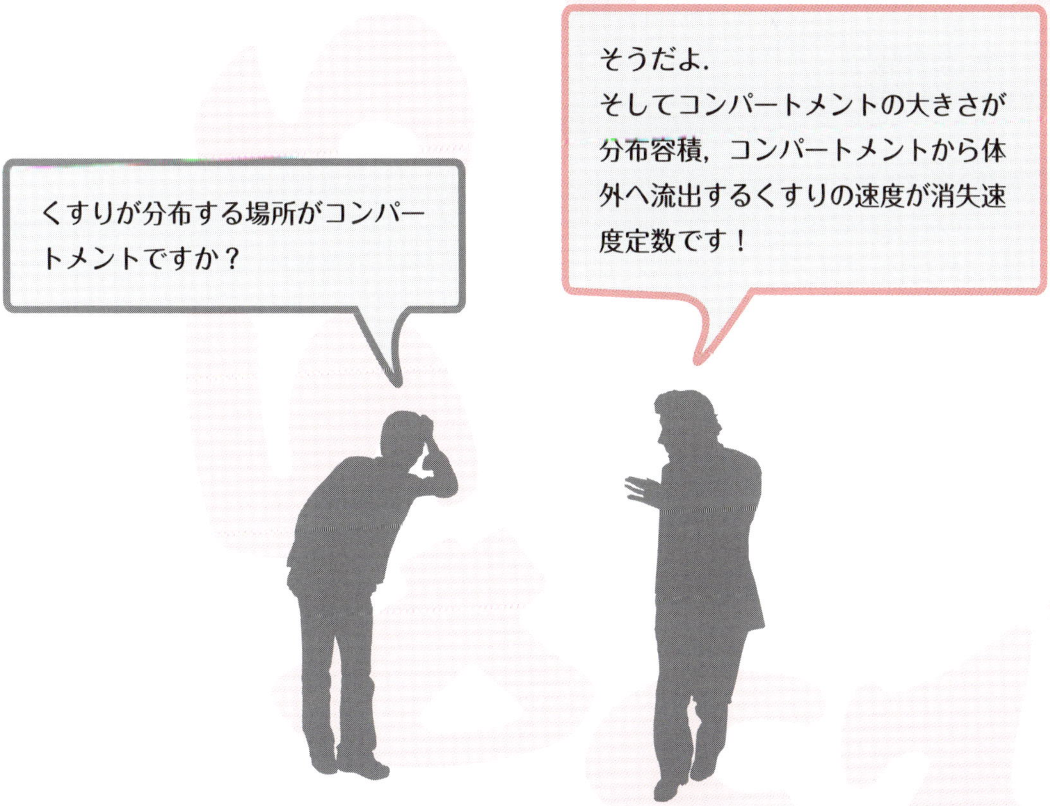

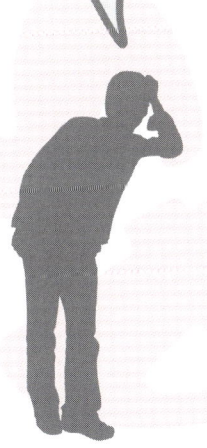

くすりが分布する場所がコンパートメントですか？

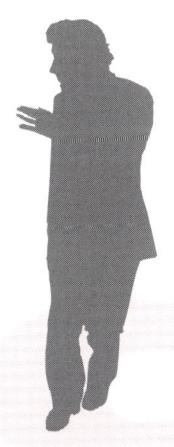

そうだよ．
そしてコンパートメントの大きさが**分布容積**，コンパートメントから体外へ流出するくすりの速度が**消失速度定数**です！

Q5 大学でコンパートメントモデルについて習ったけど，そもそもコンパートメントって何でしょうか？

POINT

① 体内を薬物が分布するいくつかの場所として分け，その場所をコンパートメントと呼んでいる．
② 1-コンパートメントは固有の消失半減期（$t_{1/2}$），コンパートメントの大きさを示す分布容積（Vd）を持ち，くすりは消失速度定数（k_{el}）で消失する．
③ 通常は1-コンパートメントモデルで解析するが，ときとして2-コンパートメントモデルとして解析することもある．2-コンパートメントモデルは$t_{1/2\,\alpha}$，$t_{1/2\,\beta}$およびVd_α，Vd_βなど異なる薬物動態値をもつ2つのコンパートメントを有する．

　くすりの体内の動きを予測するモデルとして，コンパートメントモデルがもっともよく使われます．これはくすりが分布する場所を，いくつかの箱（コンパートメント）と仮定してくすりの出入りを論じるものです．各コンパートメント内では，「くすりは均一の濃度かあるいは瞬時に平衡に分布する」とされています．

　1-コンパートメントモデルを図1に示しました．もし，くすりが静脈内投与されたとしましょう．静脈注射されたくすりDoseはコンパートメントにX量入り，薬物血中濃度Cを示します．この場合，くすりの全量が体内に入るので，Dose = X になります．コンパートメントの大きさである分布容積はVdで表されます．くすりXはコンパートメントから代謝・排泄され，消失速度定数k_{el}でコンパートメントから消失して行きます．

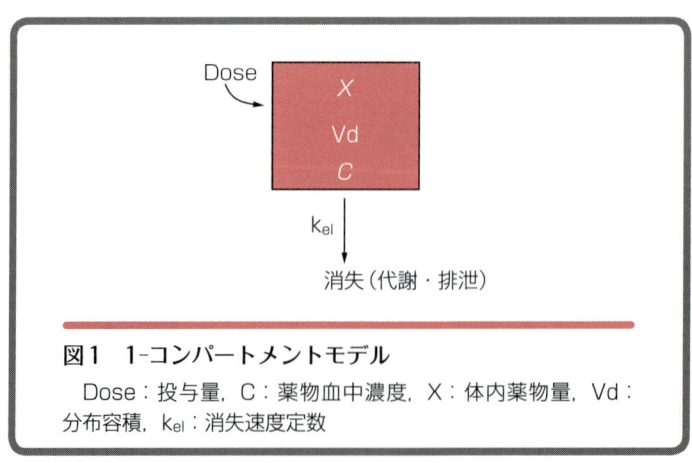

図1　1-コンパートメントモデル
　Dose：投与量，C：薬物血中濃度，X：体内薬物量，Vd：分布容積，k_{el}：消失速度定数

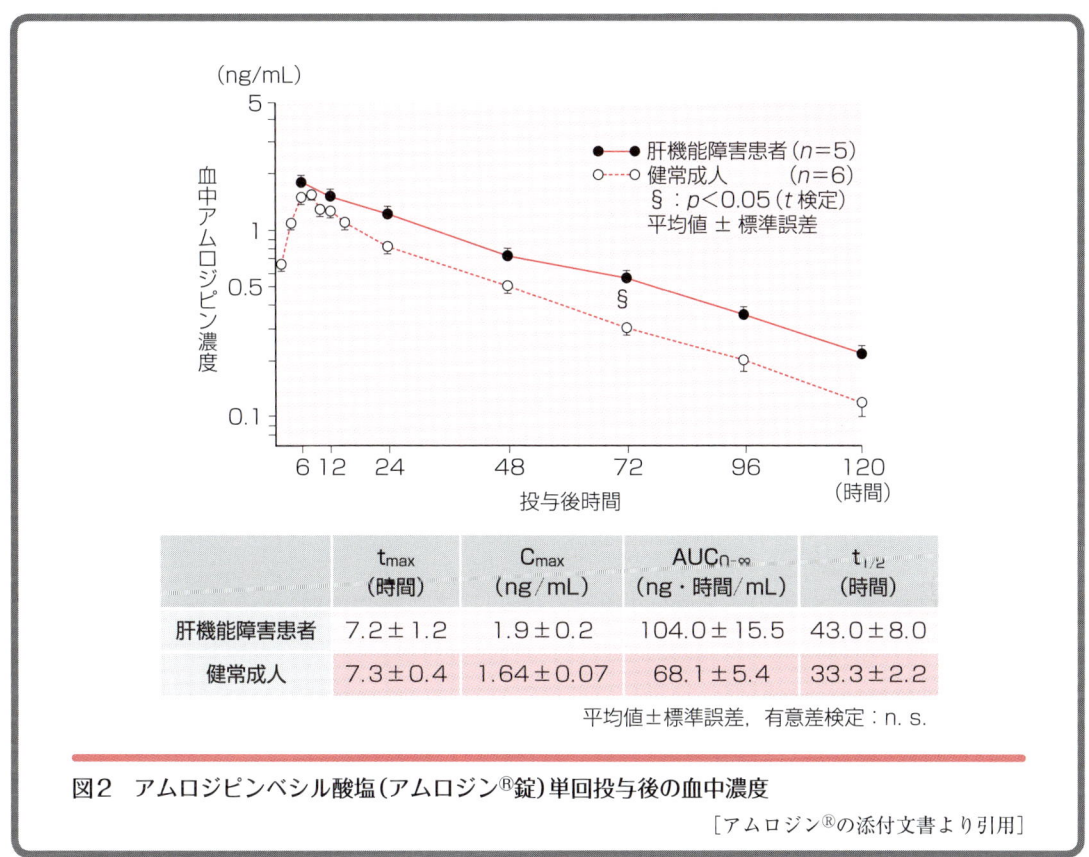

図2 アムロジピンベシル酸塩（アムロジン®錠）単回投与後の血中濃度

[アムロジン®の添付文書より引用]

　このように，コンパートメントモデルはくすりの動き方の違いによって人間の身体をいくつかの箱に分けて考え，消失半減期$t_{1/2}$やVdなどの薬物動態値を求めていくのです．コンパートメントの数が増えるにつれて薬物動態値の数がどんどん増えていくのですが，実はまったく心配いりません．薬物動態値はコンピューターが計算してくれますし，日常業務で使うのは1-コンパートメントモデルがほとんどで，たまに2-コンパートメントモデルが使われる程度だからです．

　1-コンパートメントモデルの例を示しましょう．**図2**はアムロジピンベシル酸塩（アムロジン®錠）の2.5 mg錠を肝機能障害患者および健常成人に投与した後の血中濃度パターンを示しています．

　健常成人のアムロジピン血中濃度はC_{max}に達した後，縦軸logスケールで直線的に下降しています．くすりの動きを1つのコンパートメントと考えることができ，1-コンパートメントモデルに当てはまることが分かります．肝機能障害患者も同様に直線的に下降していますが，健常成人より血中濃度の消失が遅く，血中濃度の傾きが緩やかです．それは，肝機能障害患者の$t_{1/2}$が約43時間で，健常成人の約33時間と比較して延長しているからです．

　この**血中濃度の傾き×ln 10＝k_{el}**になります．ln 10 = 2.303なので，k_{el} = 血中濃度の傾き×2.303と計算されます．k_{el}は消失速度定数と呼ばれ，単位時間当たりに薬物が体内から消失する割合を反映する指標です．肝機能障害患者は健常成人に比べて小さい消失速度定数をもつコンパートメントであると言えます．このように，経口投与が多い日常業務での薬物動態解析は，多くの場合，1-コンパートメントモデルで解析できます．

Q6 2-コンパートメントモデルの場合，それぞれのコンパートメントは身体のどこを指すのでしょうか？

① 2-コンパートメントモデルでは，中央コンパートメントと末梢コンパートメントの2つのコンパートメントが存在するとみなす．
② したがって，消失半減期も $t_{1/2\,\alpha}$ と $t_{1/2\,\beta}$，分布容積も Vd_α と Vd_β という2つの値をもっている．
③ 各コンパートメント間は中央コンパートメントから末梢コンパートメントへの移行速度定数 (k_{12})，末梢コンパートメントから中央コンパートメントへの移行速度定数 (k_{21}) で結ばれ，薬物は中央コンパートメントから消失速度定数 (k_{el}) で消失していく．
④ コンパートメントは仮定の存在なので身体のどこを指すかは言えない．

2-コンパートメントモデルは，図1のように2つのコンパートメントをもっています．最初のコンパートメントの大きさである Vd_α で中央コンパートメントに分布したくすり X_1 は中央コンパートメントから移行速度定数 k_{12} で末梢コンパートメントに分布し，分布容積 Vd_β で分布します．そこで血中濃度と平衡になったくすりは，末梢コンパートメントから移行速度定数 k_{21} で中央コンパートメントに戻り，そこから消失速度定数 k_{el} で体外に消失して行きます．

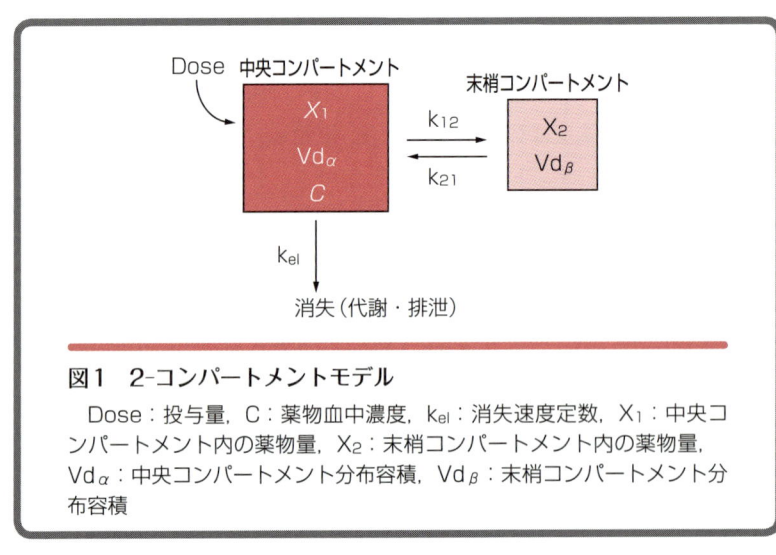

図1　2-コンパートメントモデル
Dose：投与量，C：薬物血中濃度，k_{el}：消失速度定数，X_1：中央コンパートメント内の薬物量，X_2：末梢コンパートメント内の薬物量，Vd_α：中央コンパートメント分布容積，Vd_β：末梢コンパートメント分布容積

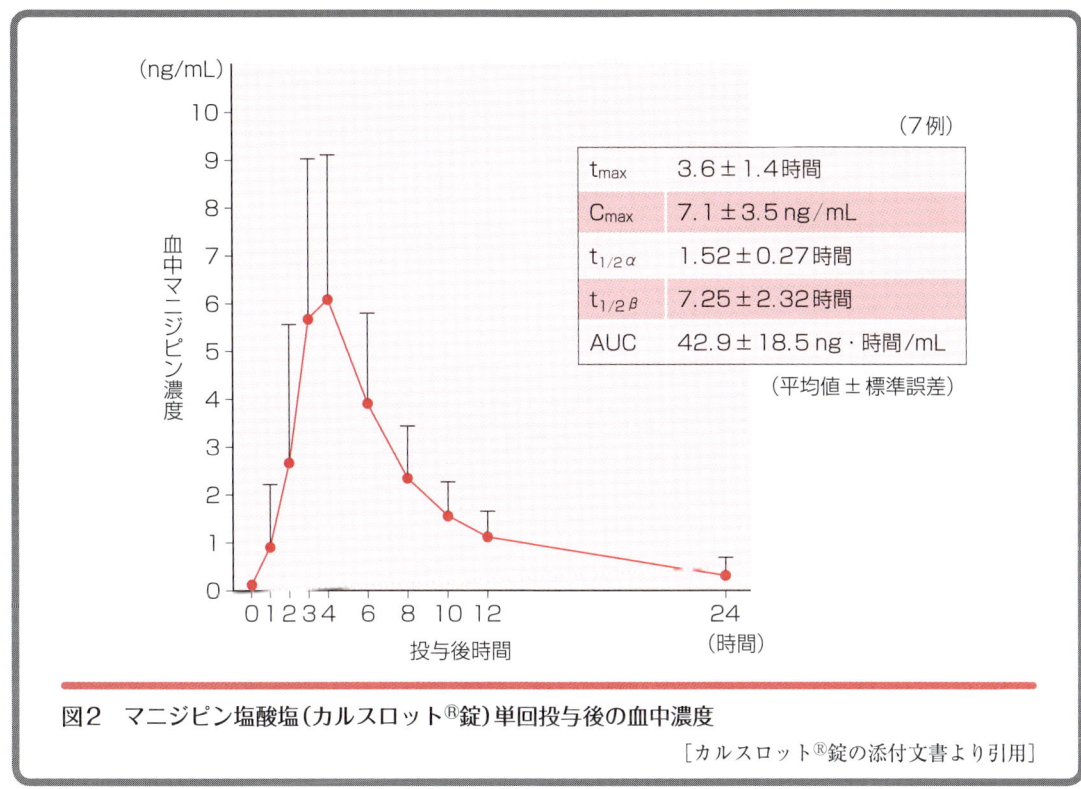

図2 マニジピン塩酸塩（カルスロット®錠）単回投与後の血中濃度

[カルスロット®錠の添付文書より引用]

　図2はマニジピン塩酸塩（カルスロット®錠）服用後の2-コンパートメントモデルに適合した血中濃度変化の例です．縦軸の血中濃度は等差目盛りなので急に血中濃度が下がるのが分かります．これがくすりの分布相でα相とも言われ，くすりが全身に分布していく過程を指します．つまりくすりが中央コンパートメントから末梢コンパートメント（全身組織）へ移行する過程のことです．α相の半減期は短く，$t_{1/2\alpha}$は約1.52時間です．

　そして次の12時間以降はくすりが体内に均一に分布し体内から消失していく過程で，緩やかに血中濃度が下がっていきます．消失相，あるいはβ相と言われ，この時点では身体全体を1つのコンパートメントとしてみなすことができます．β相の半減期$t_{1/2\beta}$は約7.25時間で$t_{1/2\alpha}$より大きくなります．つまり，β相に加えてα相も考慮に入れるのが2-コンパートメントモデルです．

　では，マニジピンは必ず2-コンパートメントモデルで解析しなければならないのか？　というと実はそうではありません．マニジピン塩酸塩は連続投与される場合の$t_{1/2}$はβ相の$t_{1/2}$に相当するので，β相を適用した1-コンパートメントモデルで解析します．日常業務ではそれで十分なのです．

　コンパートメントモデルで大切なことが1つあります．「コンパートメントはヒトの体内のどこか？　ということを定めることはできないこと」です．中央コンパートメントは血液の循環が密なところという推測はできますが，それが心臓であるとか腎臓であるということはできないのです．末梢コンパートメントは血液と平衡になるのに時間がかかる組織ですが，それが皮膚であるとか筋肉であるとかは言えないのです．コンパートメントはあくまでも仮定の存在なのです．

Q7 消失速度定数は大きければ大きいほどくすりの消失は速くなりますか？ どのようにして求めたらいいでしょうか？

POINT

① 消失速度定数（k_{el}）とは薬物が単位時間当たりに消失する割合を反映する指標である．
② k_{el}は，時間を変えて測った2点の血中濃度を自然対数（ln）の片対数グラフの縦軸にとり，横軸を時間とした場合の血中濃度直線の傾きである．したがって，傾きが急な場合はk_{el}が大きく薬物は早く消失していき，傾きが緩やかであれば薬物はゆっくり消失していくことを示す．
③ 血中濃度を常用対数（log）の片対数グラフの縦軸にとり，横軸を時間とした場合は，k_{el}は血中濃度直線の傾き×2.303である．
④ k_{el}と消失半減期（$t_{1/2}$）は反比例して，反比例定数は0.693である．つまり，$k_{el} = 0.693 / t_{1/2}$という関係が成り立ち，どちらか一方が分かれば他方は計算できる．

　特定できない仮定の存在であるコンパートメントからの薬物の単位時間当たりの消失速度を表す消失速度定数（k_{el}）は，実は見かけの値ではなく実質的な定数です．なぜなら血中濃度を実測して求めているからです．では，k_{el}はどのようにして求められるのでしょうか？ それには2点の血中濃度測定値が必要であり，その傾きがk_{el}になります．

　2点の血中濃度A，Bが求められたとしましょう．血中濃度の目盛りは自然対数（ln）で，Aの血中濃度は10，Bは5です．このくすりが一次速度過程を示すとすると，2点を結ぶ血中濃度直線を引くことができます．この傾きがk_{el}で，傾きは血中濃度軸／時間軸で求めることができます．図1の血中濃度軸の長さは$\ln 10 - \ln 5$で，時間軸の長さは血中濃度が半分になっているから$t_{1/2}$としましょう．

　そうすると，

$$k_{el} = \frac{\ln 10 - \ln 5}{t_{1/2}} = \frac{\ln(10/5)}{t_{1/2}} = \frac{\ln(2/1)}{t_{1/2}} = \frac{\ln 2 - \ln 1}{t_{1/2}} = \frac{\ln 2}{t_{1/2}}$$

ここで $\ln 2 = 0.693$ だから，

$$k_{el} = \frac{0.693}{t_{1/2}}$$

になります．

```
         ln
       100
                                                    血中濃度軸
                              傾き k_el = ─────────
                                                     時間軸
                                        ln 10 − ln 5
                                      = ───────────
        10 ─ ─ ─ ─ A                        t_{1/2}
  薬        ln 10−ln 5
  物                   B
  血     5 ─ ─ ─ ─ ─
  中              t_{1/2}
  濃
  度
         1
                            時　間
```

図1　消失速度定数 k_{el} の求め方

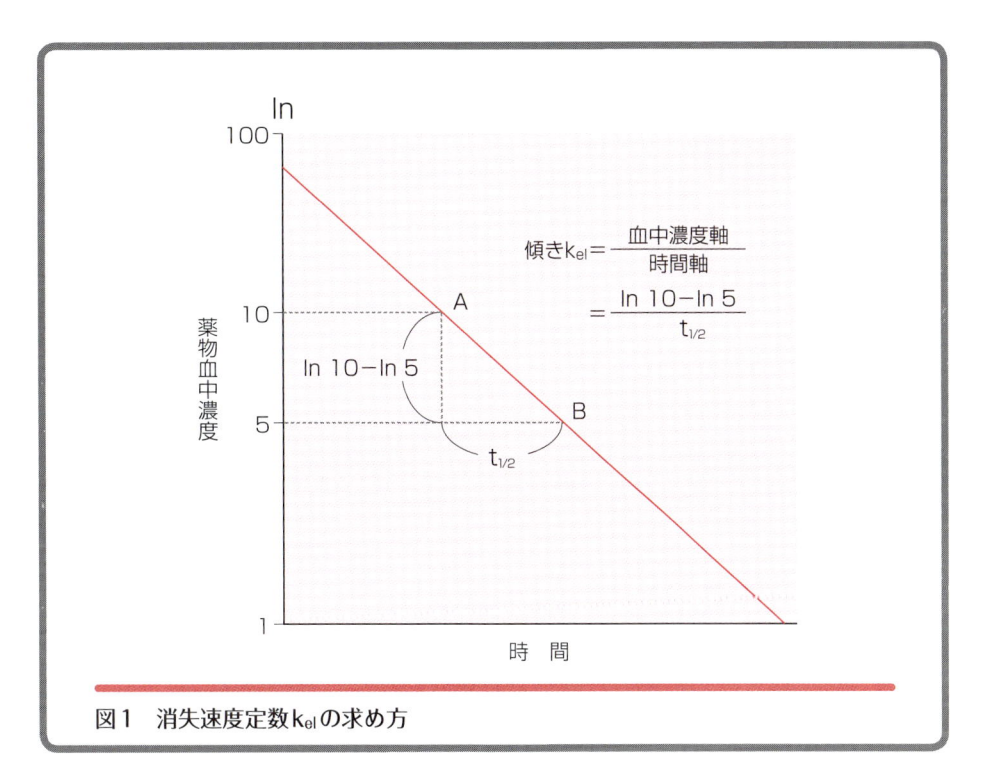

表1　ジクロフェナクナトリウム（ボルタレン®）の剤形の違いによる $t_{1/2}$ と k_{el} の比較

剤　形	$t_{1/2}$	k_{el}
37.5 mg SR カプセル	1.5時間	0.462/時間
25 mg 坐剤	1.3時間	0.533/時間
25 mg 錠	1.2時間	0.577/時間

［ボルタレン®錠の添付文書より引用］

　つまり k_{el} は $t_{1/2}$ から計算できるというわけです．でもそればかりではありません．この式から k_{el} と $t_{1/2}$ の関係が明らかになります．$t_{1/2}$ が大きいくすりは k_{el} が小さくなるし，$t_{1/2}$ が小さくなると k_{el} は大きくなるのです．つまり，消失速度定数 k_{el} と消失半減期 $t_{1/2}$ は反比例します．

　例えば，ジクロフェナクナトリウム（ボルタレン®）37.5 mg SR カプセル，25 mg 錠，25 mg 坐剤の $t_{1/2}$ と k_{el} を比較してみましょう（表1）．ちなみに SR カプセルの SR は sustained release の頭文字で徐放性という意味です．

　剤形によって $t_{1/2}$ が小さくなると k_{el} は大きくなるのが分かります．ボルタレン普通錠より徐放カプセルの方が $t_{1/2}$ が長く，k_{el} は小さいのが面白いですね．徐放性製剤ではくすりが徐々に吸収されていくので，消失速度にも影響を及ぼしているのかもしれません．

Q8 分布容積ってよく聞くけど，どういう意味でしょうか？

①分布容積は薬物が血中濃度と同じ濃度で体内に分布するとしたら，どのくらいの容積を示すのか？ という値である．
②一次消失速度過程が成立すると体内薬物量と血中濃度は比例する．その比例定数を分布容積(Vd)とした．
③血中濃度と比較して体内薬物量が多いときは分布容積が大きくなる．つまり，分布容積の大きさは組織移行の大きさを示す．

「くすりが分布する場所をコンパートメントと言い，コンパートメントの大きさを分布容積と言う」と，今までお話ししてきました．コンパートメントは仮定された存在であるから，分布容積は見かけの容積であることになります．いったい分布容積とは何なのでしょうか？ 分布容積はくすりによって異なり，「L」あるいは「L/kg」で表される容積です．

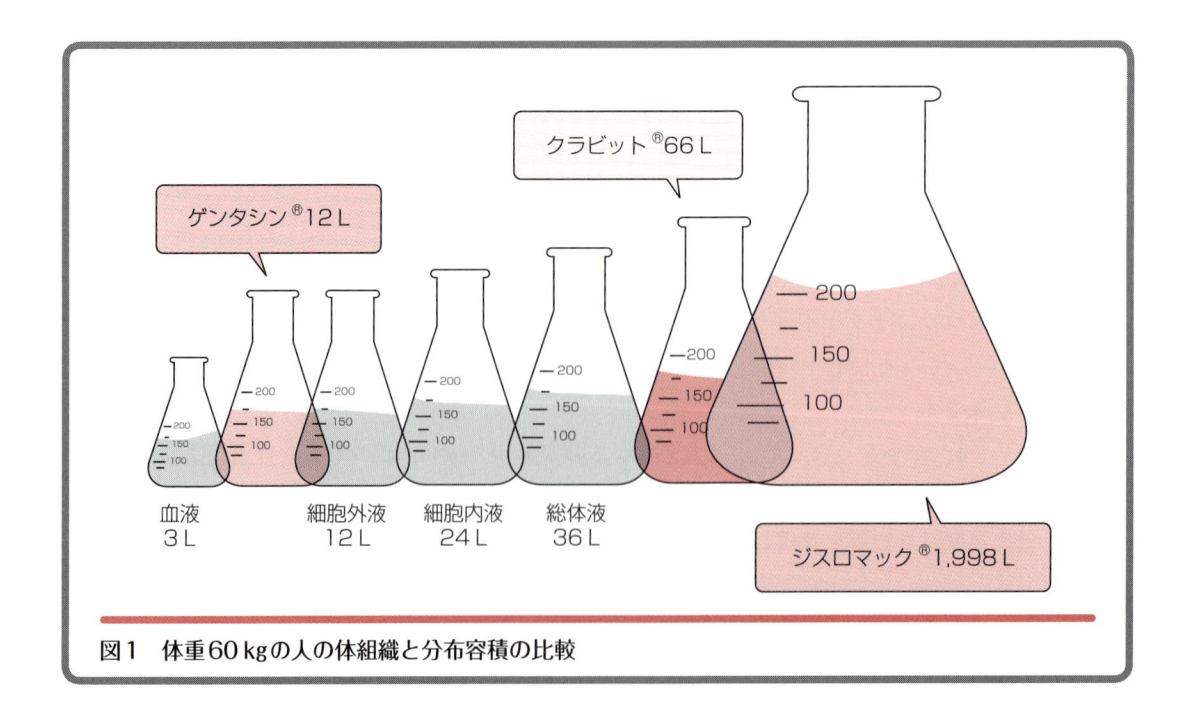

図1 体重60 kgの人の体組織と分布容積の比較

（血液 3 L，細胞外液 12 L，細胞内液 24 L，総体液 36 L，ゲンタシン® 12 L，クラビット® 66 L，ジスロマック® 1,998 L）

図2 初期分布容積の求め方

初期分布容積 $Vd = \dfrac{初期体内薬物量\ X_0}{初期血中濃度\ C_0}$

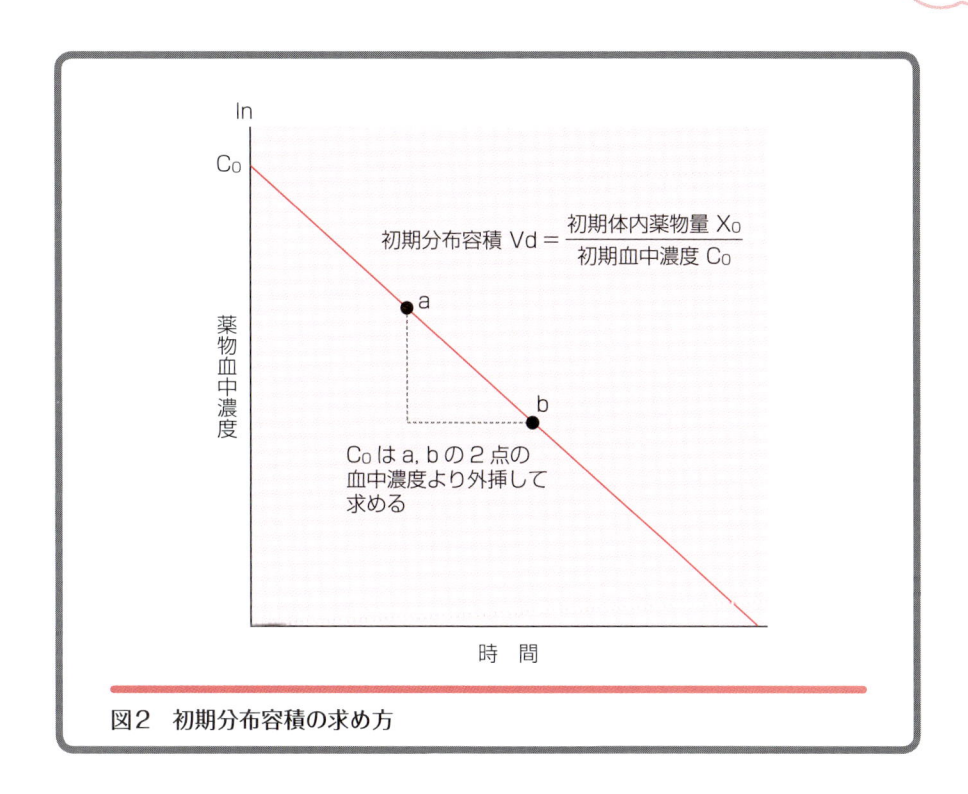

C_0 は a, b の2点の血中濃度より外挿して求める

　図1に抗菌薬の分布容積を体重60 kgの人の実際の組織容積との比較で示しました．アジスロマイシン(ジスロマック®)のVdは33.3 L/kgです．60 kgの人は1,998 Lという分布容積をもつことになります．これは1升瓶100本以上です．いったいアジスロマイシンは体内のどこに分布しているのでしょうか？　その秘密に迫ってみましょう．

　分布容積は実は薬物血中濃度(C)と体内薬物量(X)とを関係づける係数です．体内薬物量が倍になると血中濃度は倍になりますから，体内薬物量と血中濃度は比例します．ここで，比例定数をVdとすると，$X = Vd \times C$ となります．この式からVdを求めることができますが，体内薬物量(X)と血中濃度(C)は刻々と変化することから，通常Vdは定まりません．
　そこで，Vdが定まる1点を決めましょう．それは投与直後です(図2)．
　初期投与量を X_0，初期血中濃度を C_0 とすると，$Vd = X_0 / C_0$ となります．投与直後の血中濃度(C_0)は2点の血中濃度を測って，片対数プロットの縦軸の血中濃度に外挿して求めます．くすりが体内に瞬時に分布する場合には，初期体内薬物量 X_0 は静脈注射の場合は投与量です．つまり分布容積は，$Vd = X_0 / C_0$ となります．
　アジスロマイシン水和物(ジスロマック®)の薬物動態上の特徴は前述したとおり，分布容積が33.3 L/kgと非常に大きいことです．分布容積が大きいくすりは，初期血中濃度と比較して初期体内薬物量が大きいのですから，組織移行が高いと言えます．アジスロマイシンは組織にどのくらい移行するのでしょうか？　ジスロマック®SRドライシロップの添付文書のデータを図3に示しました．このように，組織中濃度は血清中濃度の10～100倍くらいになります．

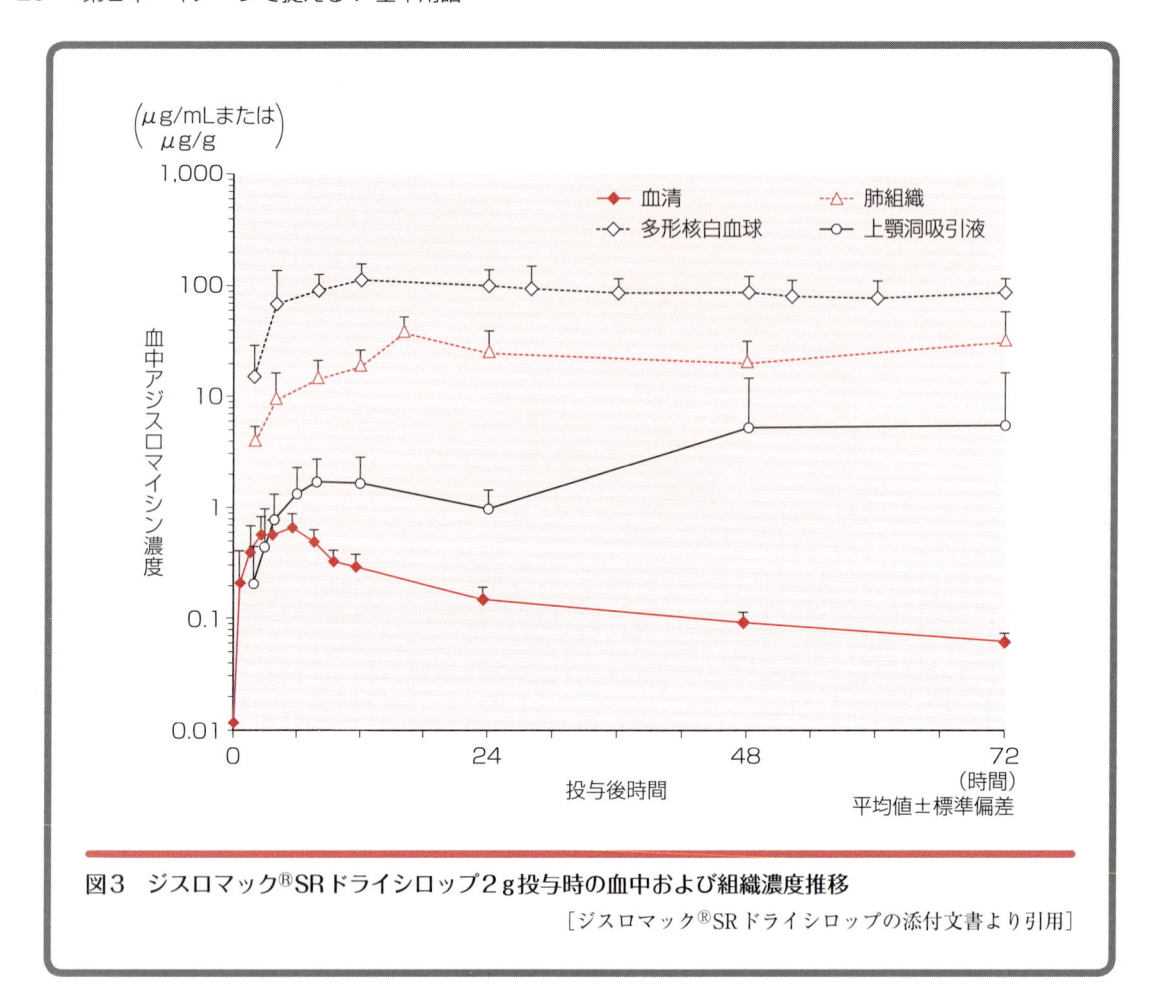

図3 ジスロマック®SRドライシロップ2g投与時の血中および組織濃度推移

［ジスロマック®SRドライシロップの添付文書より引用］

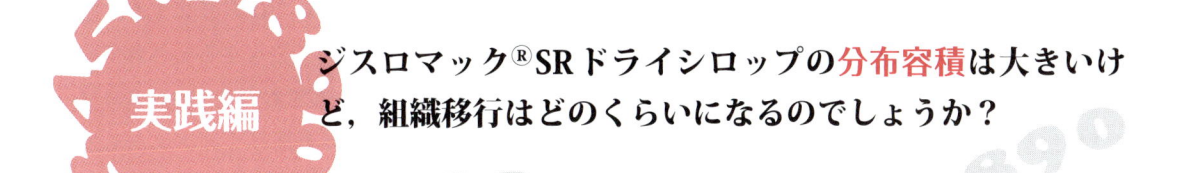

実践編

ジスロマック®SRドライシロップの分布容積は大きいけど，組織移行はどのくらいになるのでしょうか？

Eさん，41歳男性，銀行員．Eさんは1週間くらい前から，倦怠感があって，体調が悪かったのですが，仕事が忙しくて勤務を休むことができませんでした．3日くらい前からゴホンゴホンという咳が出るようになり，今朝は少し熱っぽい感じもあって，内科クリニックを受診しました．医師からは「何でもっと早くこなかったのだ」と言われたとのことでした．Eさんの処方は下記のとおりです．

Rp
①ジスロマック®SRドライシロップ2 g，朝食後2時間に水60 mLを加えて服用
②ムコダイン®錠500 mg，1回1錠，1日3回朝昼夕食後服用，5日分

「抗菌薬はたった1回飲むだけでいいのですか？」がEさんの第一声でした．「はい．1回で全部飲んでください．それで長い間効いていますので大丈夫ですよ．ただ，お腹が緩くなったりするかもしれませんので，食後すぐではなく，2時間あけてから飲んでください．飲んだら2時間は何も食べないでくださいね」．「はい」と理解が速いEさんでした．

アジスロマイシン水和物（ジスロマック®SRドライシロップ）の消失半減期（$t_{1/2}$）は66時間でとても長いですね．仮に$t_{1/2}$の4倍の時間血中にあったとすると264時間，約10日間は体内にアジスロマイシンとして存在することになります．これが1回投与の根拠です．

Eさんは肺感染症の初期です．肺組織には，Q8の図3に示されるように血中濃度約0.5 μg/mLの20倍の約10 μg/mLが移行しています．起因菌を仮に肺炎球菌としましょう．ジスロマック®SRドライシロップのインタビューフォームによると肺炎球菌臨床分離株に対するアジスロマイシンの最小発育阻止濃度（MIC）は1 μg/mLです．肺組織にはMICの10倍の濃度で存在するので，十分効果が期待できます．

抗菌薬として，とても良い性格をもつジスロマック®SRドライシロップですが，注意しなければならないことが2つあります．まず，1回2gという服用量です．ジスロマック®錠は1回500 mgですが，ジスロマック®SRドライシロップだと1回に2gを飲まなければなりません．抗菌薬でもあり，胃腸障害が発現するかもしれません．つまり，下痢，悪心，腹痛などの発現です．これは初回投与時に患者さんにお話しする必要があるでしょう．

もう1つ注意しなければならないことがあります．皮膚粘膜眼症候群（Stevens-Johnson症候群），中毒性表皮壊死症（TEN）などの副作用チェックです．これらの副作用はまれではありますが，重篤な薬疹です．一般にこれらの副作用は，くすりに曝露されてから1〜3週間で発現するとされていますが，アジスロマイシン水和物は消失半減期が長い分，持続する時間も長いと思われます．ジスロマック®錠の場合，投与終了後1週間で発現した例もあることから，投与後1ヵ月間はチェックが必要でしょう．POS（problem oriented system）によるSOAP薬歴を示しました．

P#1　ジスロマック®SRドライシロップによる重篤な副作用モニタリング

S　咳があり熱が出てきた．

O　アジスロマイシン水和物初めての投与．徐放性製剤で1回投与量2g．

A　1）高用量投与なので，消化器系副作用の頻度が高い．
2）皮膚粘膜眼症候群，中毒性表皮壊死症の重篤な副作用のチェックが必要．

P　1）空腹時服薬を守ること．守らないと下痢・悪心・腹痛の頻度が増すことをお話しし，1回で全部飲むように指導した．
2）皮膚粘膜眼症候群および中毒性表皮壊死症（TEN）型薬疹の初期症状（発疹や口唇，眼，外陰部の粘膜にびらんや水ぶくれ）を教え，もし症状が見られたら必ず知らせるように指導した．
3）重篤な皮膚の副作用を電話でチェックすること．

ジスロマック®SRドライシロップは消化器系の副作用を防ぐために製剤学的な工夫がなされています．しかし，薬理作用の過剰発現による場合もありますから，患者さんに消化器系の副作用を知らせておくことは大切です．アジスロマイシンは約10日間体内に残存するので，10日目に最初の皮膚粘膜眼症候群，中毒性表皮壊死症のチェックを電話で行い，さらに2回，10日ごとに電話でチェックを行いたいと思います．

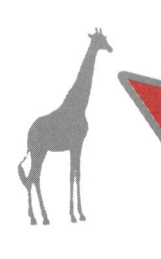

❶アジスロマイシン（ジスロマック®）は分布容積が33.3Lと大きいから組織移行が良い．
❷アジスロマイシン（ジスロマック®）は，消失半減期が66時間と大きく，薬効の持続時間が長い．
❸しかし，もしジスロマック®の副作用が発現したら，長時間にわたって続く可能性があるので計画的なチェックが必要である．

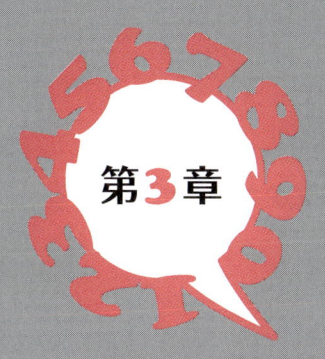

第3章 効果発現時間や効果持続時間

服薬指導で役立つ！

患者さんから，「いつからくすりが効き始めるのか」って聞かれたんですが……．夜中寝てるときも効くのかって……．

ポイントは定常状態があるかないか！です．
それは投与間隔と消失半減期の比で分かるよ．

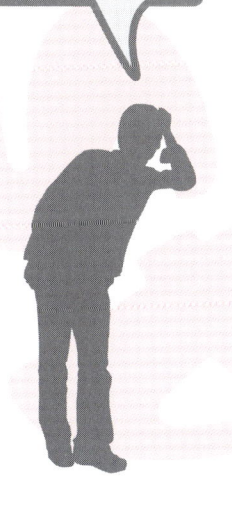

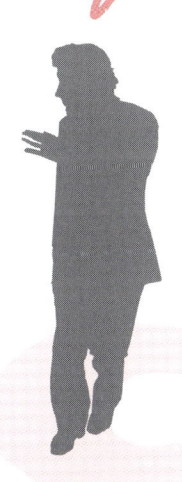

Q9 くすりはいつごろ効いてくるのかよく聞かれるけど，目安ってあるのでしょうか？

① くすりを連続投与した場合に，血中からくすりがなくならないうちに次回投与をすると血中濃度は徐々に上がっていく．
② しかし，くすりの消失は通常は一次速度過程をとり，体内薬物量に比例して出て行くので，やがてくすりが身体に入ってくる量と出ていく量が等しい定常状態に達する．
③ もし，くすりの投与間隔／消失半減期≦3ならば，連続投与をすると，くすりは定常状態に達する．**定常状態到達時間（t_{ss}）は 消失半減期×5（時間）**である．
④ くすりが薬効を現す目安は定常状態に達したときである．

　くすりはいつ効いてくるのでしょうか？　副作用はいつなくなるのでしょうか？　これらは患者さんにとって大問題です．もしそれをある程度推測できるとしたら，とても便利ですね．実はこの命題に答えを出した人がいるのです．それはW. A. Ritschel教授です．答えはなんと「そのくすりの投与間隔と消失半減期で決まる」というものでした．

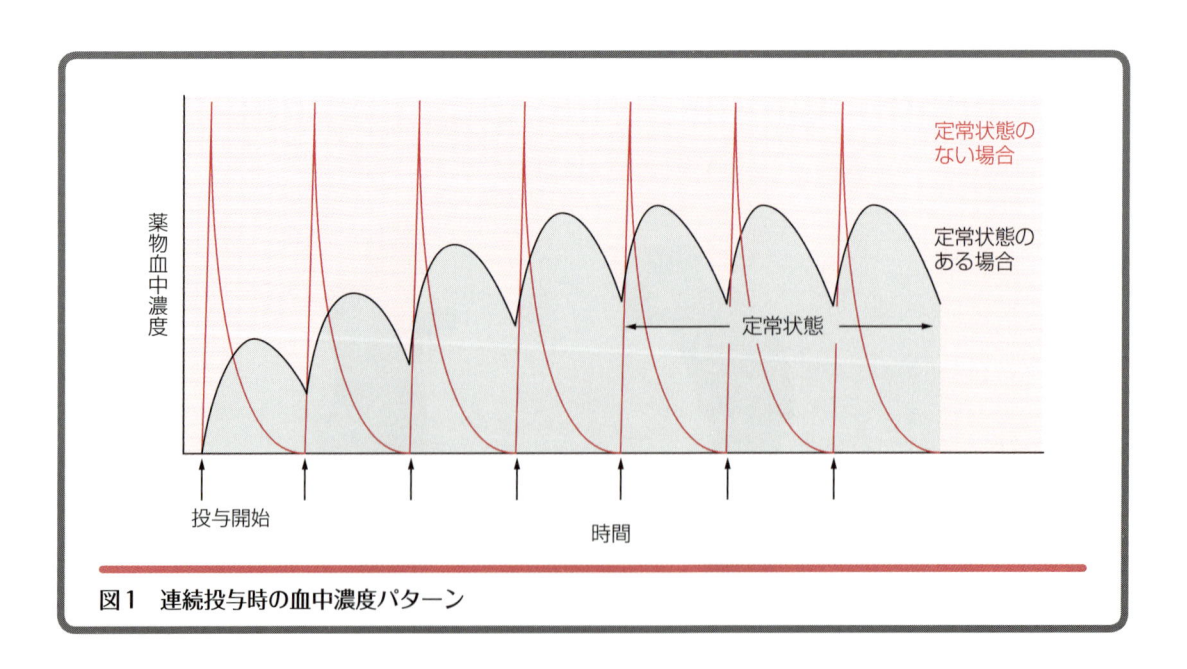

図1　連続投与時の血中濃度パターン

```
(μg/mL)
```

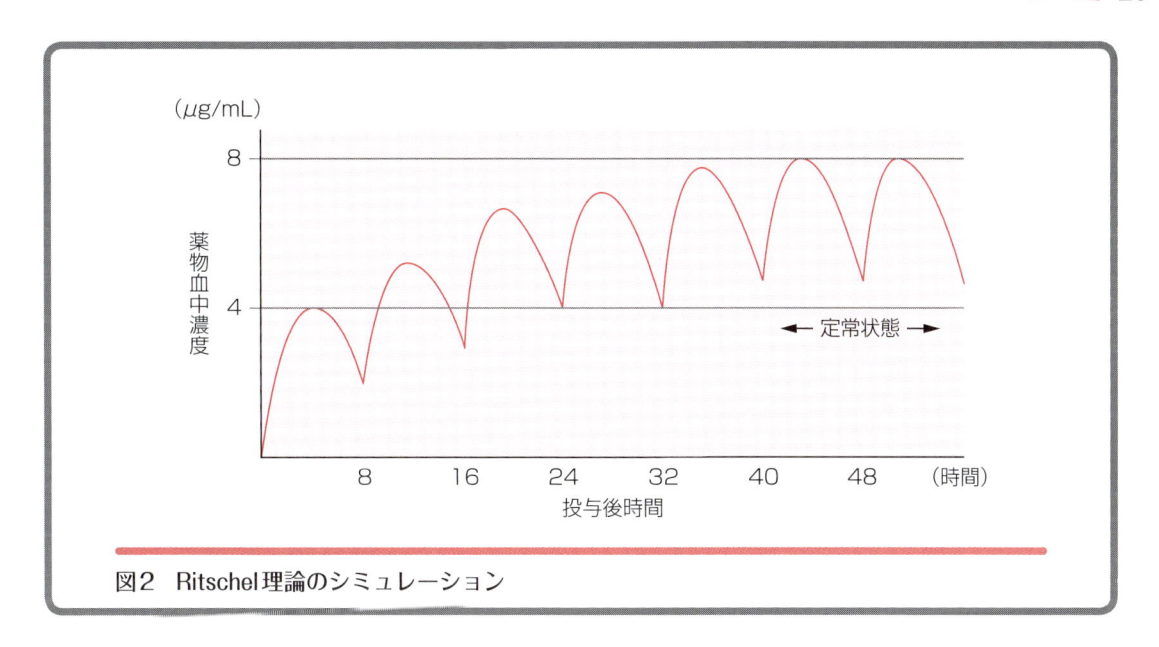

図2　Ritschel理論のシミュレーション

　くすりを連続経口投与したとしましょう．血中濃度はどうなっていくのでしょうか？　2つのパターンが考えられます．1つは投与するたびに血中濃度が上がっていって，やがて一定の範囲を上下するようになる血中濃度パターンです．この一定の血中濃度レベルに維持される状態を定常状態と言います．もう1つは何回連続投与をしても，最後まで最初の血中濃度曲線を繰り返すパターンです（図1）．

　どうしてこのような2つのパターンに分かれるのでしょうか？　それは「薬物投与間隔と消失半減期（$t_{1/2}$）の比」に秘密があります．

　薬物動態学の権威として有名な米国オハイオ州シンシナティ大学のW. A. Ritschel教授が示唆に富む話をしています．「投与間隔が$t_{1/2}$の3倍以内であれば，$t_{1/2}$の5倍の時間にわたって連続投与をすると，薬物血中濃度は定常状態に達する」としています．

Ritschel理論　　$\dfrac{投与間隔}{t_{1/2}} \leqq 3$　→　$t_{1/2} \times 5$（時間）連続投与　→　定常状態

　例えば，1日3回投与するくすりの投与間隔を8時間としましょう．このくすりを連続投与して定常状態に達するには，「$t_{1/2}$は，この投与間隔の1/3時間以上長くなければならない」ということです．つまり，$t_{1/2}$が8時間×1/3＝2.7時間　以上であれば，血中濃度はくすりが投与されるたびに上がっていって，やがて定常状態に達するわけです．

　面白いのは，Ritschel教授が「投与間隔が$t_{1/2}$の3倍より短くなければ定常状態に達しない」と言い切っていることですね．私は3.5倍くらいでもよさそうだと思うのですが，膨大なデータを観察して，3倍以内と断言しているのを感じます．

　もう1つ面白いのは，連続投与を続けていくとき，「血中濃度がそのままどんどん上がっていかないで，やがて一定の値を示す定常状態に留まること」です．これはなぜでしょうか？　それは「くすりの消失速度が一次速度過程を示しているから」ですね．つまり，くすりが身体にいっぱいになるほど（血

中濃度が高くなればなるほど），消失していくくすりも体内薬物量に比例して増えていくので，あるときくすりの体内に入ってくる量と出ていく量が等しくなります．これが定常状態です．Ritschel教授はさらに定常状態到達時間は$t_{1/2}$の5倍であることを喝破しています．これもすごいことですね．

ところでここで，Ritschel教授の説をシミュレーションしてみましょう．投与間隔を8時間，$t_{1/2}$を8時間，単回投与時最高血中濃度（C_{max}）を4 μg/mLとします．

初回投与後すぐに4 μg/mLのC_{max}に達することにしてしまうと，投与のたびに血中濃度は上昇し，$t_{1/2}$（8時間）×5＝40時間後に定常状態に達します（図2）．

このとき，定常状態のC_{max}は8 μg/mLと推測されます．なぜなら，投与間隔と$t_{1/2}$が等しい場合には，「定常状態のC_{max}は単回投与時のC_{max}の2倍になる」からです．なぜ2倍になるかは，第4章のQ13の蓄積率で触れます．

定常状態に達する薬は「定常状態になる必要がある」のです．つまり，体内にその程度の血中濃度がないと効果を発揮しないわけです．ですから，**定常状態到達時間（t_{ss}）＝$t_{1/2}$×5**という関係は大切で，そのくらいの時間が経たないと安定した効果は得られにくいのです．

Q10

くすりの効果がなくなるのはいつごろか推測はできるのでしょうか？

> ①実際に定常状態に達するには，とくに消失半減期（$t_{1/2}$）が長いくすりの場合，$t_{1/2}$の4～5倍の時間で定常状態に達することが多い．
> ②くすりが血中から消失する時間は$t_{1/2}$の4～5倍くらいであると考えてもよい．

　アルツハイマー型認知症治療薬のドネペジル塩酸塩（アリセプト®錠）の場合は1日1回投与ですから，投与間隔は24時間です．5 mg単回経口投与時の$t_{1/2}$は89.3時間です．そうすると，投与間隔／$t_{1/2}$＝24時間／89.3時間＝0.27　ですから，アリセプト®錠はRitschel教授の言う「定常状態に達するくすり」です．定常状態到達時間は理論的には，$t_{1/2}$（89.3時間）×5＝446.5時間＝18.6日です．

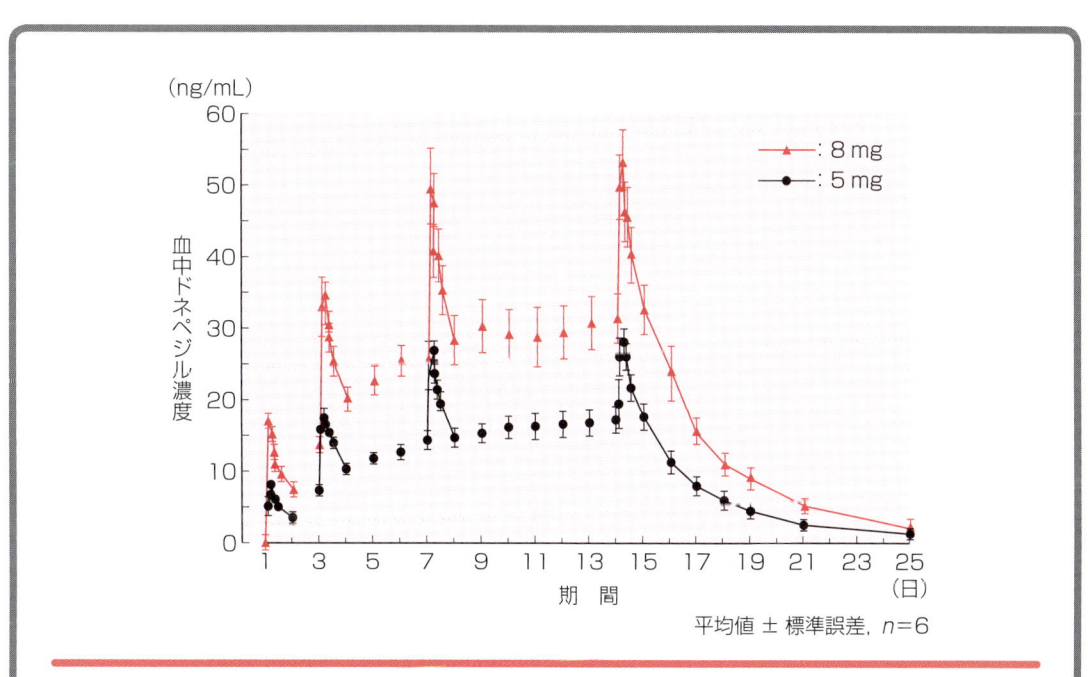

図1　ドネペジル塩酸塩（アリセプト®錠）の連続投与時の血中濃度
健常成人男子に5 mgまたは8 mgを1日1回14日間反復経口投与したときの平均血中濃度推移．
［アリセプト®錠の添付文書より引用］

図2 定常状態からのくすりの消失時間

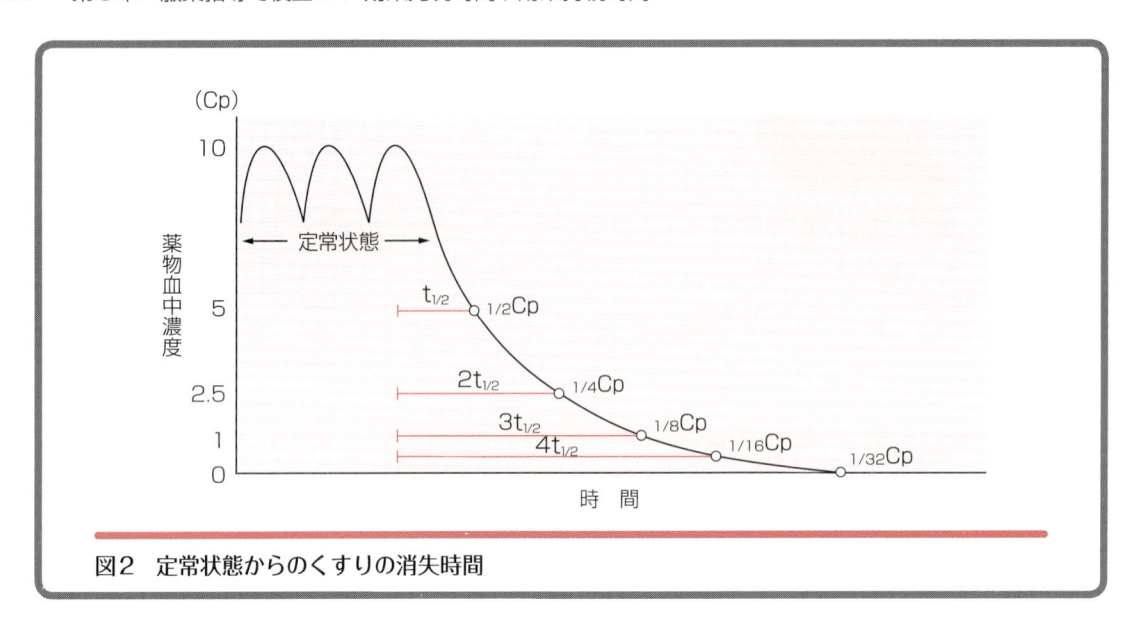

アリセプト®錠の添付文書によると，図1に示されるとおり，「反復投与後の血漿中濃度は投与後約2週間で定常状態に達した」とあります．Ritschel教授の理論値より4日間早く定常状態に達しています．これは$t_{1/2}$の4倍の時間ですから，実際には定常状態到達時間は$t_{1/2} \times 4 \sim 5$倍の時間と言った方がいいのかもしれませんね．

定常状態があるくすりの場合には，効果が明確に現れるには，血中濃度が定常状態に達することが必要です．したがって，定常状態に達するまで連続投与する必要がありますから，効果発現までは時間がかかります．つまり，「定常状態があるくすりは，ゆっくり効いてくるくすりである」と言うことができます．

さて，投与されたくすりはどのくらいの時間血中に残っているものなのでしょうか？ その目安に使われるのは$t_{1/2}$ですね．ここで，定常状態にあったくすりの投与を止めたとしましょう．血中濃度が半分になる時間が$t_{1/2}$です．くすりの投与を止めて1半減期（半減期の1倍，つまり半減期を指します）が経ったとしましょう．血中濃度は定常状態時の半分になっています（図2）．

さらに$t_{1/2}$の時間が経ったとしましょう．つまり2半減期（半減期の2倍のこと）です．そうすると血中濃度は1/4になりますね．さらに$t_{1/2}$が経ったとします．3半減期には最初の血中濃度の1/8になります．4半減期が経過すると血中濃度は1/16になります．5半減期では，理論的には1/32になりますが，検出限界で臨床的にも効果はなくなりますから，このあたりでくすりは消失したとみていいかと思います．ほぼ完全に定常状態に達する連続投与時間は$t_{1/2} \times 5$でしたが，実はくすりがほとんどなくなるのも$t_{1/2} \times 5$ですね．これはとっても面白いことだと思います．

体内からのくすりの消失時間を知るのに，臓器濃度を調べることは通常はできませんから，現在は血中濃度を薬物消失の目安にしていくしかありません．したがって，このくすりの血中濃度消失時間という概念は重要です．くすりの効果がなくなる時間や副作用から解放される時間が推測できるのですから．

Q11 定常状態がないくすりの場合，効果発現時間や効果持続時間はどう考えればいいのでしょうか？

POINT

① 投与間隔／消失半減期≧4の場合には，くすりは蓄積されないので初回投与時の血中濃度パターンと同様の血中濃度を示す．
② このパターンはくすりが効いてくるまで，くすりの体内における蓄積を必要としないので初回投与から薬理効果を示す．
③ したがって，初回投与時に，薬効および副作用などの服薬指導を行う必要がある．

ここで，「もし投与間隔が消失半減期（$t_{1/2}$）の3倍を超えて4倍以上になったとしたら，くすりを連続投与すると，血中濃度はどうなっていくのだろうか？」という新たな命題が浮かび上がります．その答えは，Q9の図1に示したように「何回連続投与をしても最初の血中濃度を繰り返すパターンになる」です．

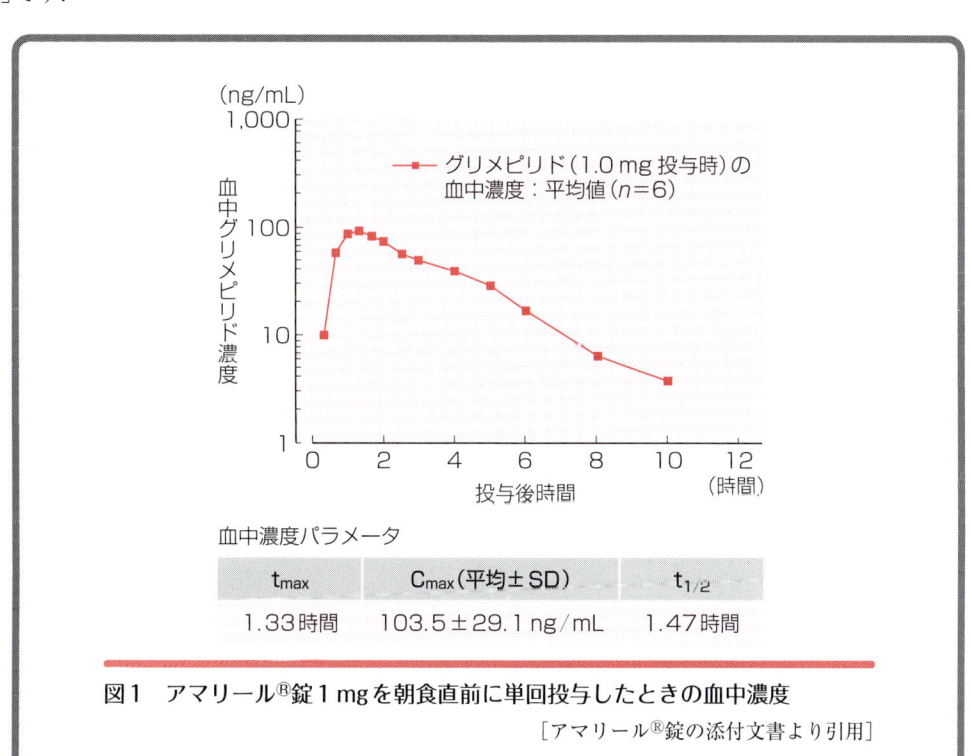

血中濃度パラメータ

t_{max}	C_{max}（平均±SD）	$t_{1/2}$
1.33時間	103.5±29.1 ng/mL	1.47時間

図1　アマリール®錠1 mgを朝食直前に単回投与したときの血中濃度
［アマリール®錠の添付文書より引用］

図1を見てください．添付文書にあるグリメピリド（アマリール®錠）1 mg単回投与時の血中濃度データです．最高血中濃度（C_{max}）は103.5 ng/mLです．10時間後の血中濃度は図から4 ng/mLと推測でき，C_{max}の1/25まで低下しています．縦軸の血中濃度はlogスケール（対数目盛り）であり，血中濃度はおおむね直線的に下降していますし，$t_{1/2}$も1.47時間と算定されていることから，一次速度過程で減少していることが分かります．

　したがって，血中薬物消失時間は理論的には 1.47時間×5＝7.35時間 です．アマリール®錠添付文書には，「糖尿病患者に1日1回朝食前に連続投与したとき，初回および最終回投与時の薬物動態学的パラメータは変わらなかった」とされています．つまり，アマリール®錠は何回投与をしても同一の血中濃度パターンを示し，蓄積による定常状態がないくすりです．アマリール®錠は1日2回投与が認められていますので，投与間隔が12時間の場合があります．その場合でも投与のたびに血中から速やかに消失していきますね．このように蓄積による定常状態がないアマリール®錠は，最初の投与時から血糖降下作用を示します．

　薬物蓄積による定常状態がないくすりは，薬物蓄積によって定常状態に達してから効いてくるくすりと異なり，初回投与から薬効を発揮するくすりなのです．例えばフロセミドなどのループ利尿薬などもこのタイプのくすりです．

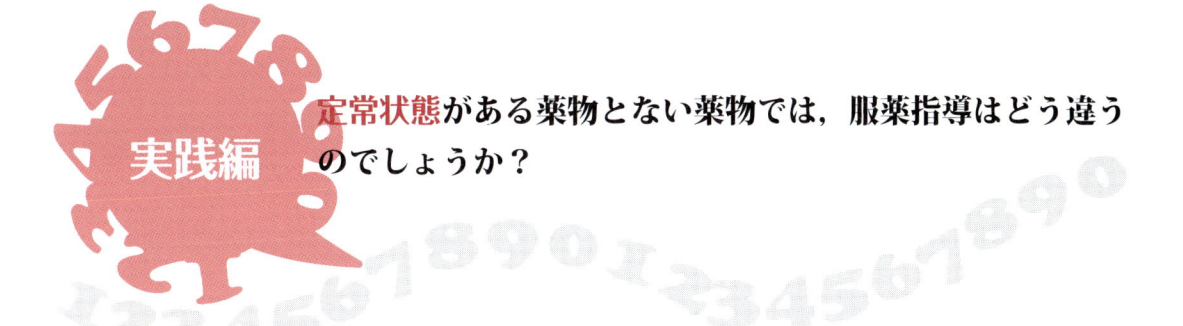

実践編

定常状態がある薬物とない薬物では，服薬指導はどう違うのでしょうか？

　Nさん，49歳男性，不整脈，糖尿病です．Nさんは心房細動があり，ピルジカイニド塩酸塩水和物（サンリズム®カプセル）が投与されていましたが，1週間以上も心房細動が続くようになりました．Nさんは2ヵ月前から糖尿病と診断され，食事療法や運動療法など頑張ったのですが，血糖値がなかなか下がりません．そこで，今回グリメピリド（アマリール®錠）が処方され，サンリズム®カプセルはベプリジル塩酸塩水和物（ベプリコール®錠）に変更されました．さて，Nさんにはどのような服薬指導を行ったらいいのでしょうか？　処方は下記の通りです．

Rp
①アマリール®錠 1 mg，1回1錠，1日1回朝食前服用，14日分
②ベプリコール®錠 50 mg，1回1錠，1日2回朝夕食後服用，14日分

　グリメピリド（アマリール®錠）の消失半減期（$t_{1/2}$）は1.47時間です．血中薬物消失時間は1.47時間×5＝7.35時間 であることは前述したとおりで，投与のたびに速やかに血中から消失します．投与間隔は1日1回で24時間ですから，投与間隔／$t_{1/2}$＝24時間／1.47時間≒16.3 で，定常状態がないくすりなので，最初の投与から血糖降下作用が発揮されます．

　ベプリコール®錠の添付文書には，反復投与により定常状態に達した後の消失相（β相）半減期は約80時間であることが示されています．そうすると投与間隔／$t_{1/2}$は 24時間／80時間＝0.3 で3以下ですから，ベプリジルは定常状態があるくすりです．理論的な定常状態到達時間は $t_{1/2}$（80時間）×5＝400時間＝16.7日 です．添付文書には，「200 mg／日（分2）を20日間反復投与した場合，血漿中濃度は平均14日目（10～21日目）で定常状態に達する」とあります．ベプリコール®錠もアリセプト®錠同様，通常は$t_{1/2}$の4倍程度連続投与をすると定常状態に達するようですね．したがって，ベプリコール®錠が効いてきて，心房細動が出なくなるには2～3週間程度はかかります．これは患者さんに知らせておかなくてはなりません．Nさんが自分で「心臓のくすりは効かない」と判断して，くすりを飲むのを止めると困りますから．

　薬歴はプロブレムごとに記載するのが原則ですから，P#1とP#2に分けました．P#1では，グリメピリドは蓄積による定常状態が必要ないくすりですから，初回投与から低血糖の危険があることに注意します．まず，低血糖症状の指導が必要でしょう．

P#1　アマリール®錠による低血糖症状の発現リスク

S ついに糖尿病のくすりを飲むことになりました．飲みたくはないのですが．

O アマリール®錠初めての服用．

A アマリール®錠は定常状態がないくすりだから投与開始時からすぐ効いてくるので，低血糖症状の発現に注意することが必要．

P 低血糖症状（お腹がすごく空いた感じがしたり，あくびが出たりする）に注意し，症状が出たらすぐに糖分をとるように指導した．

　Nさんに投与されたベプリジル（ベプリコール®錠）は$t_{1/2}$が長いので，定常状態に達するまで，つまり効果を自覚するまで，かなりの時間がかかります．ただでさえくすりを飲みたくなさそうなNさんです．心房細動を慢性化させないために，きっちりと服薬してもらうための指導が必要です．そこでP#2は次のようになります．

P#2　ベプリコール®錠のノンコンプライアンス

S 不整脈は長くても3日間くらいで治まったのですが，今は1週間以上続くようになっています．

O ベプリコール®錠初めての服用．

A ベプリジル（ベプリコール®錠）は$t_{1/2}$が80時間と長く，定常状態に達するのにおよそ2週間を要する．

P 1) 不整脈がなくなるのには2～3週間くらいはかかるので飲み忘れないように指導した．
2) QT時間の延長があるので，不整脈がひどかったり，いつもと違う感じがしたらすぐ受診するように指導した．

　ベプリコール®錠は持続性心房細動の適応がありますが，もともとは心室性不整脈のくすりで効力が大きいのです．したがって，催不整脈作用が出ないかどうかの注意も必要ですから，定期的受診が大切です．定常状態到達時間は平均14日間ですから，最初の2週間服用した時点でのQT時間を見るための心電図検査は必須ですね．また，「もし，不整脈が長い間続いたり，いつもと違う感じの不整脈があったら，必ず受診してください」という注意も大事なことです．

　「定常状態があるくすりか，ないくすりか？」に迫りました．その判断のポイントは投与間隔と$t_{1/2}$の比でした．つまり，投与間隔／$t_{1/2}$が3以下の場合には定常状態があるくすりで，4を超える場合には定常状態がないくすりでした．そして，どちらに属するのかによって，くすりの効果の現れ方が異な

りました.「定常状態があるくすりは『ゆっくり効いてくるくすり』」ですが,「定常状態がないくすりは『すぐ効いてくるくすり』である」ことを理解していただけたかと思います.

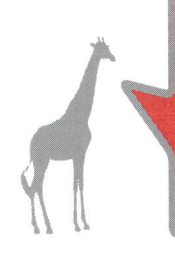

> ❶定常状態があるくすりは,定常状態に達するまでは確実に効果が得られない場合が多い.したがって,定常状態到達時間を推測し,そこまでは確実に飲み忘れることがないように服薬指導をする必要がある.
> ❷薬物蓄積による定常状態が必要ないくすりは,初回投与から効果を現す可能性があるので,薬理効果および薬理作用の過剰発現などの副作用をあらかじめ患者さんに伝えておく必要がある.

そう焦らないで!
「ゆっくり効いてくるくすり」もあるんだよ.

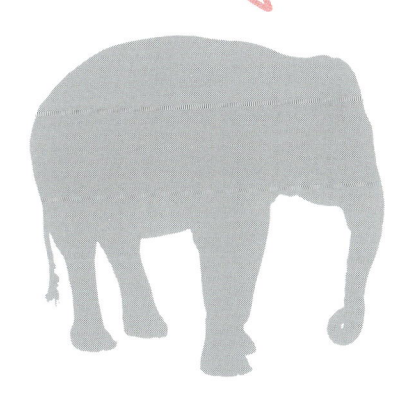

全然くすりの効果がなさそうなんですけど…….

第4章

本当に効いてる!?

有効血中濃度の求め方

> 私,薬物動態学はむずかしい計算が出てくるから嫌いです.
> だって数学みたいなんですもん.

> そうなんだよね.
> でもここで行われている計算は加減乗除だけで,対数も微積分も出てこないから簡単だよ.

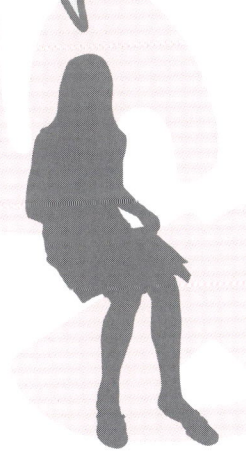

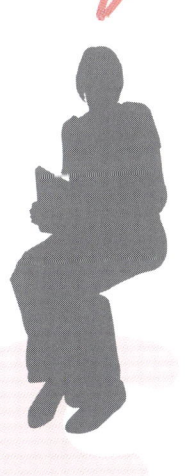

Q12 有効血中濃度に達しているか判断するのに**定常状態の平均血中濃度**を知りたいんですけど，どのようにして求めるのでしょうか？

POINT

① 定常状態での平均薬物血中濃度（$C_{ss \cdot ave}$）は下記の値が分かっていれば推測できる．

- $C_{ss \cdot ave}$ ：定常状態での平均薬物血中濃度
- F ：バイオアベイラビリティ
- S ：塩係数
- $Dose$ ：投与量
- τ ：投与間隔
- CL_{tot} ：薬物総クリアランス
- Vd ：分布容積
- k_{el} ：消失速度定数

② 定常状態での平均薬物血中濃度は下記の式で表すことができる．

$$C_{ss \cdot ave} = \frac{F \times S \times Dose / \tau}{CL_{tot}} \quad \cdots\cdots\text{式1}$$

③ もし，薬物総クリアランスの値が得られなければ，$CL_{tot} = Vd \times k_{el}$ であるから定常状態での平均薬物血中濃度は下記の式で表すこともできる．

$$C_{ss \cdot ave} = \frac{F \times S \times Dose / \tau}{Vd \times k_{el}} \quad \cdots\cdots\text{式2}$$

定常状態について再び考えてみましょう．定常状態はくすりの血中濃度値が一定の幅をとりながら上下する状態でしたね．したがって，安定した薬効が得られているはずです．定常状態の最高血中濃度を推測する方法として，Q13で蓄積率という考え方を学ぶ予定です．この方法で定常状態の最高血中濃度を推測することができます．しかし，もっとも必要な値は平均血中濃度であることが多いです．そこで今回は，定常状態における平均血中濃度を推測する方法を学びましょう．

通常，くすりは連続投与されます．その場合，「もし投与間隔が消失半減期の3倍以内であれば血中濃度は定常状態に到達する．定常状態到達時間は消失半減期の5倍である」と，第3章のQ9でRitschel教授が教えてくれました．

くすりの投与間隔が消失半減期の3倍以内であれば，連続投与を繰り返していくと血中濃度はだんだん上がっていきますが，際限もなく上がっていくわけではありません．一次速度過程が成立してい

Q12

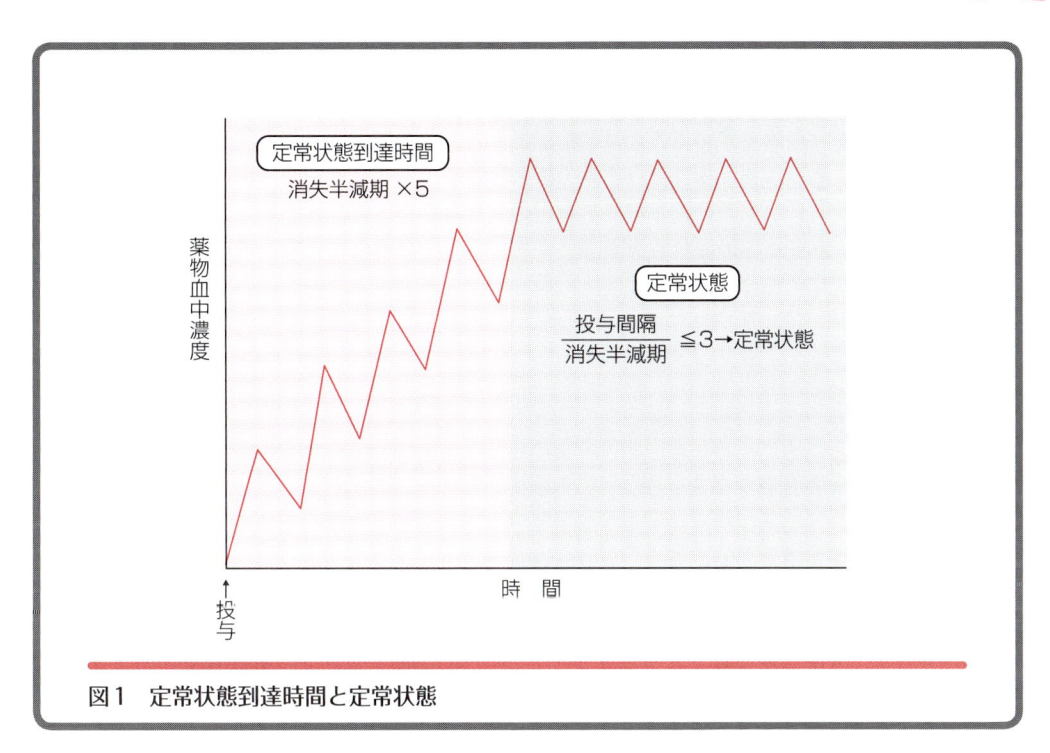

図1　定常状態到達時間と定常状態

- 定常状態到達時間：消失半減期×5
- 定常状態：投与間隔／消失半減期 ≦ 3 → 定常状態

るとくすりは体内薬物量に比例して消失していきますので，やがてくすりは体内に入ってくる量と出ていく量が等しくなって，一定の幅を上下するようになります．この状態を定常状態と言っています（図1）．

定常状態を数式で表してみましょう．まず，入ってくる量を考えてみます．バイオアベイラビリティ（F）をF，塩係数をS，投与量をDoseとします．バイオアベイラビリティ（F）は，内服薬を例にとると，服用量のうちの体内に取り込まれた割合のことをいいます．すべてが初回通過効果を受けずに吸収されるとは限りませんから．なお，静脈内投与された場合はF値は100％になります．塩係数（salt index）はなじみが薄い用語ですね．くすりを溶けやすくしたり吸収しやすくしたりするために，塩やエステルにすることがよくあります．くすりが体内に吸収されると，この塩やエステルは親化合物から離れてしまいます．したがって，実際に有効性を発揮するくすりの量はこの塩やエステルを除いた部分です．そこで実際に有効な部分の比率を出すために塩やエステルとの分子量比を計算します．

$$S = \frac{有効な部分の分子量}{全体の分子量}$$

したがって，投与間隔（τ）でくすりを投与したときに身体の中に入ってくる1時間当たり薬物量は次のとおりです．τの単位を「時間」としましょう．

1時間当たり体内に入る薬物量 ＝ F×S×Dose／τ

一方，1時間当たりに体内から出ていくくすりの量を考えてみましょう．Q19の薬物総クリアランス（CL_{tot}）という薬物動態値を見てください．CL_{tot}とは「単位時間当たりにくすりを消失していく血液の容積」を表します．そのくすりの定常状態薬物平均血中濃度（$C_{ss \cdot ave}$）が分かっているとして，1時間当たりに消失していくくすりの量は以下で表されます．

$$1時間当たり体内から出て行く薬物量 = C_{ss \cdot ave} \times CL_{tot}$$

定常状態は1時間当たりに体内に入ってくるくすりの量と1時間当たりに体内から出ていくくすりの量が等しい状態ですから，次の式が成り立つことが分かります．

$$F \times S \times Dose / \tau = C_{ss \cdot ave} \times CL_{tot}$$

したがって，$C_{ss \cdot ave}$に注目すると上式から下記の**式1**が導かれます．

$$C_{ss \cdot ave} = \frac{F \times S \times Dose / \tau}{CL_{tot}} \quad \cdots\cdots\text{式1}$$

薬物総クリアランスは添付文書やインタビューフォームに載っていない場合も多いのですが，1-コンパートメントモデルに当てはまると仮定すれば，$CL_{tot} = Vd \times k_{el}$ という関係があるので下記の式も成立します．したがって，薬物総クリアランスが記載されていなくても分布容積と消失速度定数（または消失半減期）の記載があれば**式2**が成り立ちますので，$C_{ss \cdot ave}$は求めることができます．

$$C_{ss \cdot ave} = \frac{F \times S \times Dose / \tau}{Vd \times k_{el}} \quad \cdots\cdots\text{式2}$$

Q13 それぞれの患者さんの定常状態の血中濃度を推測することで、投与量を微調整したいんですけど、どうすればできるのでしょうか？

①蓄積率とは、定常状態の血中濃度が単回投与時の血中濃度の何倍に蓄積されたかを示す数値である。
②それは消失率 $1-e^{-k_{el}\cdot\tau}$ の逆数である $1/(1-e^{-k_{el}\cdot\tau})$ で表される。
③蓄積率は投与間隔と消失半減期の比によって決まる。

　添付文書のデータから、定常状態の血中濃度を推測することができたら面白いですね。なぜなら、くすりの効果や副作用の推測ができますから、薬局での薬物治療モニタリング(TDM)ができるようになります。実は簡単にできてしまうのです。それは蓄積率という考え方です。蓄積率とは「定常状態の血中濃度は単回投与時の血中濃度の何倍か？」を推測できる便利な値です。蓄積率は血中濃度消失率 $(1-e^{-k_{el}\cdot\tau})$ の逆数ですから下記のように表されます。

$$蓄積率 = \frac{1}{1-e^{-k_{el}\cdot\tau}}$$

　この式をよく見てください。蓄積率は消失速度定数 (k_{el}) と投与間隔 (τ) との関係で決まりますね。$k_{el}=0.693/t_{1/2}$ ですから、蓄積率は消失半減期 $(t_{1/2})$ と τ が分かれば求めることができます。そこで、実際に τ と $t_{1/2}$ の比で定常状態の血中濃度が単回投与時の何倍になるかを計算してみました（表1）。

　例えば $t_{1/2}$ が6時間のくすりが1日1回投与されているとしましょう。投与間隔は24時間ですから、$\tau/t_{1/2}$ は24時間／6時間で4.0です。そうすると表1から蓄積率は1.0です。つまり、この場合には何回連続投与を繰り返しても、血中濃度はほとんど上がることはありません。では $t_{1/2}$ が12時間のくすりを1日1回連続投与したとしましょう。$\tau/t_{1/2}$ は2.0ですから、蓄積率は1.3です。したがって、単回投与時の最高血中濃度が $10\,\mu g/mL$ だったとすると、連続投与時の最高血中濃度は $13\,\mu g/mL$ になります。では投与間隔と消失半減期が等しい場合はどうなるでしょうか？　蓄積率は2.0ですから、定常状態の血中濃度は単回投与時の2倍になります。

表1　蓄積率

$\tau/t_{1/2}$	>4.0	3.0	2.0	1.5	1.0	0.9	0.8	0.7	0.6	0.5
蓄積率	1.0	1.1	1.3	1.5	2.0	2.2	2.4	2.6	3.0	3.4

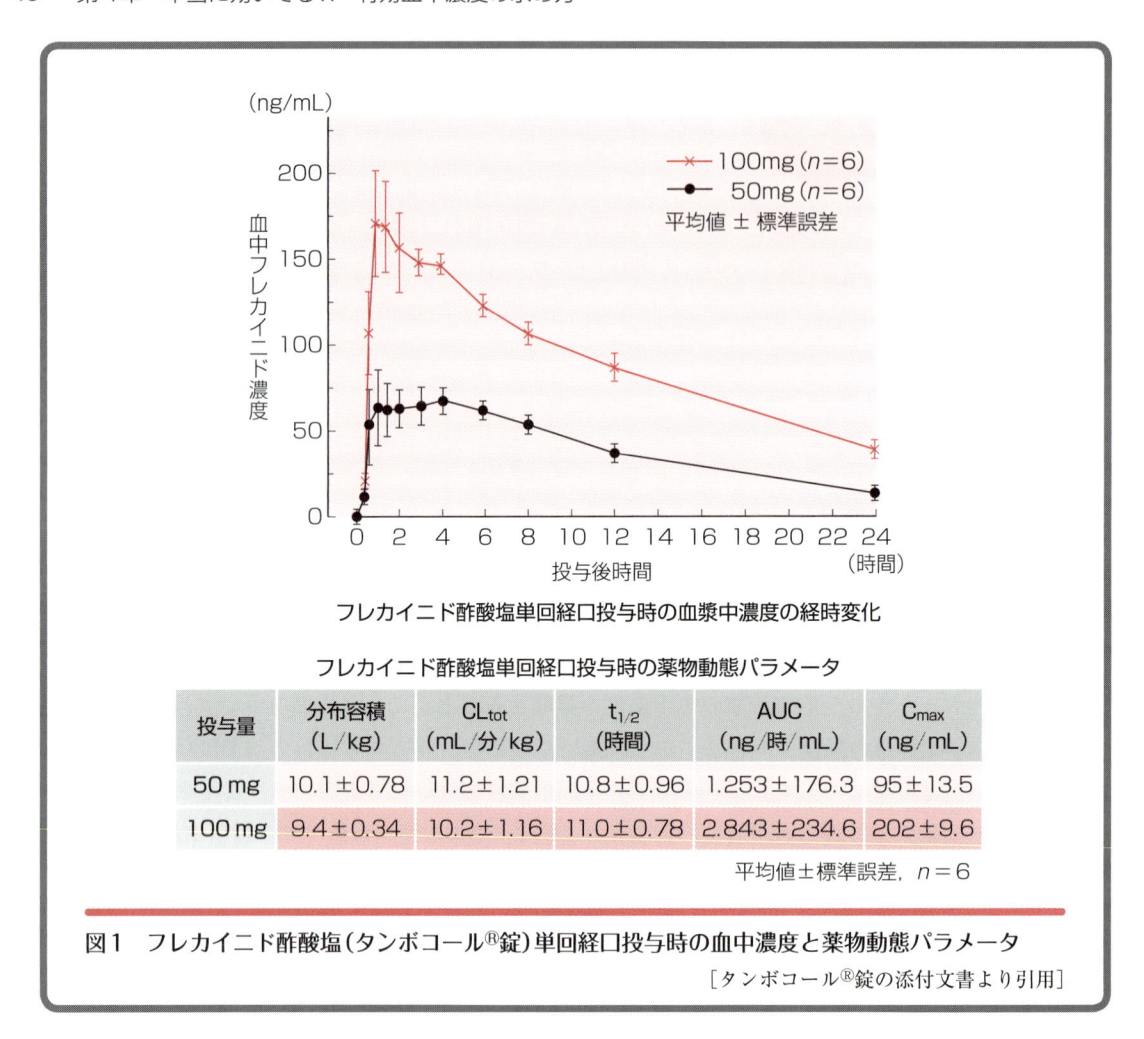

投与量	分布容積 (L/kg)	CL$_{tot}$ (mL/分/kg)	t$_{1/2}$ (時間)	AUC (ng/時/mL)	C$_{max}$ (ng/mL)
50 mg	10.1±0.78	11.2±1.21	10.8±0.96	1,253±176.3	95±13.5
100 mg	9.4±0.34	10.2±1.16	11.0±0.78	2,843±234.6	202±9.6

平均値±標準誤差, $n=6$

図1　フレカイニド酢酸塩（タンボコール®錠）単回経口投与時の血中濃度と薬物動態パラメータ

［タンボコール®錠の添付文書より引用］

　患者さんはKさん，56歳男性，体重52kgです．頻脈系の不整脈がときおり起きることから，発作性上室性頻拍と診断され，ピルジカイニド塩酸塩水和物（サンリズム®カプセル）が投与されていました．しかし，最近発作が続くようになり，今日フレカイニド酢酸塩（タンボコール®錠）50 mg 1日2回投与に変更になりました．

　蓄積率を応用してKさんのフレカイニド酢酸塩の血中濃度を予測し，これからの服薬指導のプランを立ててみましょう．図1にタンボコール®錠添付文書のフレカイニド血中濃度と薬物動態パラメータを示しました．

　タンボコール®錠添付文書によると，「血中フレカイニド濃度は投与後2〜3時間で最高値に達し，半減期約11時間で消失する．血中濃度はほぼ投与量に比例して上昇する（このことはフレカイニドが線形の体内動態を示すことを表しています）．不整脈患者においてもほぼ同様の薬物動態を示す．血中濃度は投与後4日目で定常状態に達し，その血中濃度は初回投与時の約2倍を示す」とあります．このことを蓄積率を使って理論的に検証してみましょう．投与間隔は1日2回なので12時間，消失半減期は添付文書から10.8時間であることが分かります．そうすると $\tau/t_{1/2}$ は 12時間／10.8時間 =

1.11で蓄積率は2.0です．したがって，定常状態の最高血中濃度は単回投与時の2倍になるはずですから，理論値どおりの血中濃度を示しています．

単回投与時の最高血中濃度は図1から70 ng/mLくらいと分かりますので，定常状態の最高血中濃度は140 ng/mLと推測されます．これは有効血中濃度200〜1,000 ng/mLに達していません．しかし，抗不整脈薬の作用は個人差が大きいので，しばらく服用しないとその効果は分かりません．もし，効果がなかったら増量を推薦することになります．

ジゴキシン血中濃度を蓄積率によって考察してみましょう．ジゴキシンKY®錠添付文書によると，健常成人男子にジゴキシン0.25 mgを単回経口投与したときの血中濃度は投与後1時間で最高血中濃度（C_{max}）に達し，C_{max} 1.68 ± 0.45 ng/mLを示し，消失半減期（$t_{1/2}$）は30.1 ± 7.8時間となります．したがって，投与間隔/消失半減期は24時間/30.1時間ですから，約0.8です．そうすると表1から蓄積率は2.4ですから，連続投与時ジゴキシンC_{max}は2.4倍と推測されますので4.0 ng/mLです．ジゴキシン有効血中濃度は0.5〜1.5 ng/mLあるいはそれ以下と言われていますから，蓄積率によるC_{max}の推測値4.0 ng/mLは中毒域になってしまいます．確かに，ジゴキシンのα相における一過性の高い血中濃度は薬理効果には直接反映しないとされてはいますが，実際はジゴキシンの血中濃度は服薬直前のトラフ値が測定され，TDMが行われますので，蓄積率による最高血中濃度の推測は意味を持たないものになります．ジゴキシンの体内動態は2-コンパートメントモデルに従うため，最高血中濃度付近ではジゴキシンは血中から心筋へ十分に行きわたっておらず，血中濃度が見かけ上高い値になってしまっているのです．つまり，末梢組織濃度と血中濃度とが平衡状態に達している最低血中濃度（C_{min}）が重要で，それに基づいて連続投与時の血中濃度の推移を考える必要があります．

このように，蓄積率を応用した最高血中濃度の推測は，2-コンパートメントモデルが適応されるくすりで治療効果に関係しない短い$t_{1/2\,\alpha}$をもつくすりや，吸収速度が消失速度よりも遅くなるような徐放性薬物などには適応できないのですね．

Q14 ジソピラミド（リスモダン®カプセル）の投与量が150 mg/日と少ないけれど，平均血中濃度は有効血中濃度に達するのでしょうか？

POINT

① 不整脈を約50％減少させるための血中ジソピラミド濃度は，1 μg/mL付近である．
② リスモダン®カプセルの常用量は1回100 mg，1日3回で1日300 mgである．
③ インタビューフォームから，ジソピラミド（リスモダン®）の下記の薬物動態値が得られる．

- F（バイオアベイラビリティ）：0.67
- k_{el}（消失速度定数）：0.1239/時
- CL_{tot}（薬物総クリアランス）：3.4～8.6 L/時
- Vd（分布容積）：0.6 L/kg

　患者さんはWさん，57歳男性，身長170 cm，体重57 kgのスマートな商社マンです．高血圧で5年前からテモカプリル塩酸塩（エースコール®錠）2 mgを服用しています．Wさんは発作性上室性頻拍を合併しており，ピルジカイニド塩酸塩水和物（サンリズム®カプセル）50 mgを発作時頓服で使用していましたが，最近はサンリズム®が効きにくくなり，しばらく不整脈が続くようになってしまいました．主治医と相談した結果，Wさんの処方は今日からサンリズム®カプセルからジソピラミド（リスモダン®カプセル）に変わりました．

Rp
① エースコール®錠2 mg，1回1錠，1日1回朝食後服用，14日分
② リスモダン®カプセル50 mg，1回1カプセル，1日3回朝昼夕食後服用，14日分

　ジソピラミド（リスモダン®）の定常状態での平均薬物血中濃度（$C_{ss \cdot ave}$）は下記の2つの式で表されます．

$$C_{ss \cdot ave} = \frac{F \times S \times Dose/\tau}{CL_{tot}} \quad \cdots\cdots\cdots 式1$$

Dose：投与量

$CL_{tot} = V_d \times k_{el}$ なので，下記の式も成立します．

$$C_{ss \cdot ave} = \frac{F \times S \times Dose/\tau}{V_d \times k_{el}} \quad \cdots\cdots\text{式2}$$

さて，リスモダン®カプセルの添付文書の薬物動態欄によると，不整脈を約50％減少させる血中ジソピラミド濃度は$1\,\mu g/mL$付近です．リスモダン®カプセルの常用量は1回100 mg，1日3回ですが，Wさんの投与量は1回50 mgで常用量の半分です．効果があるかどうか心配ですね．そこでWさんの血中ジソピラミド濃度を推定してみましょう．

ジソピラミドの構造式から，塩係数（S）は1.0であることが分かります．また，インタビューフォームから，バイオアベイラビリティ（F）0.67，消失速度定数（k_{el}）0.1239/時，薬物総クリアランス（CL_{tot}）3.4〜8.6 L/時，分布容積（V_d）0.6 L/kgが得られます．投与間隔（τ）は1日3回服用なので8時間とします．1時間あたりの投与量は50 mg/8時間ですね．これで準備ができました．式1でも式2でも使えますが，インタビューフォームではCL_{tot}の値は3.4〜8.6 L/時とかなり幅がありますので，どこを使えばいいか迷います．そこで，CL_{tot}を使わないですむ式2を採用することにしましょう．

$$C_{ss \cdot ave} = \frac{F \times S \times Dose/\tau}{V_d \times k_{el}} \quad \cdots\cdots\text{式2}$$

$$= \frac{0.67 \times 1.0 \times 50\,\text{mg}/8\,\text{時間}}{0.6\,\text{L/kg} \times 57\,\text{kg} \times 0.1239/\text{時}}$$

$$= 0.988\,\mu g/mL$$

推定されたジソピラミドの平均血中濃度は$0.988\,\mu g/mL$ですから，ちょうどよい血中濃度ですね．「抗不整脈薬は不整脈を起こす」と言われていることから，医師は少なめの投与量から開始することにしたのでしょう．

Q15

目標とする**定常状態での平均薬物血中濃度**を達成する投与量を医師から聞かれることがたまにありますが，どのようにして求めればいいのでしょうか？

---

① 定常状態での平均薬物血中濃度を達成する式は，下記の値があれば求めることができる．

定常状態での平均薬物血中濃度	：$C_{ss \cdot ave}$
投与量	：Dose
薬物総クリアランス	：CL_{tot}
バイオアベイラビリティ	：F
塩係数	：S
分布容積	：Vd
消失速度定数	：k_{el}

② 目標とする定常状態での平均薬物血中濃度を達成する式は下記である．

$$Dose = \frac{CL_{tot} \times C_{ss \cdot ave} \times \tau}{F \times S} \quad \cdots\cdots 式3$$

③ もしCL_{tot}のデータがない場合には，$CL_{tot} = Vd \times k_{el}$から，下記の式で目標とする定常状態での平均薬物血中濃度を達成する投与量を求めることができる．

$$Dose = \frac{Vd \times k_{el} \times C_{ss \cdot ave} \times \tau}{F \times S} \quad \cdots\cdots 式4$$

Q12の定常状態を表す式 $F \times S \times Dose/\tau = C_{ss \cdot ave} \times CL_{tot}$ は，素晴らしい式です．なぜならこの式から，定常状態の目標とする血中濃度を達成するために必要な投与量（Dose）を求める式が導けるのですから．また，$CL_{tot} = Vd \times k_{el}$ を使って，CL_{tot} の値がない場合でも分布容積と消失速度定数（または消失半減期）が分かっていれば，目標とする血中濃度を達成する投与量を決定することができます（**式4**）．ほんとにすごいですね．

医師から質問がありました．「うっ血性心不全でジゴキシンを処方するが，ジゴキシン平均血中濃度を0.5〜0.8 ng/mLの中間の0.65 ng/mLを目標とすると，投与量はどのくらいになるか？」というものでした．医師は循環器科の専門医です．ジゴキシンの治療上有効な血中濃度は，ジゴシン®錠インタビューフォームによると，「一般的には0.8〜2.0 ng/mLと言われている」とあります．医師の目標血中濃度は0.65 ng/mLです．実はこの質問には大変大きな背景があります．それは，ジゴキシン（DIG）研究班が，**表1**の研究結果をThe Journal of the American Medical Association（JAMA）

表1　ジゴキシン血中濃度と全原因死亡率

ジゴキシン血中濃度（ng/mL）	全原因死亡率（%）	プラセボ群との比較（%）	ハザード比
0.5～0.8（$n=572$）	29.9	−6.3	0.80
0.9～1.1（$n=322$）	38.8	—	0.89
1.2以上（$n=277$）	48.0	＋11.8	1.16

［Rathore SS et al：JAMA **289**：871-878, 2003 より引用］

の289号に発表したからです[1]．

ここでは，「男性の心不全患者と左室駆出率45％以下の患者ではジゴキシン有効血中濃度は0.5～0.8 ng/mLが最適」とされています．これは世界にセンセーションを巻き起こしました．今まで有効血中濃度とされていた1.2 ng/mL以上のジゴキシン血中濃度を示していた人達の全原因死亡率が，無効とされていた0.5～0.8 ng/mLを示している人達より大きかったのですから．

ここで，医師から投与量の質問があった患者さんをみてみましょう．

Mさん，55歳女性，身長150 cm，体重48 kgで身体も小さいやせ形の女性ですが，腎機能には問題がないとのことでした．Mさんはしばらく前から足がむくむようになり，まぶたも腫れぼったく息切れがして苦しいので受診しました．

医師は循環器の専門医ですから，もちろんJAMAの報告を知っています．

ジゴシン®錠の添付文書には腎機能が正常な場合でも消失半減期（$t_{1/2}$）の記載がありませんでした．古いくすりで今でも使われているくすりにはよくあることです．そこで薬物動態値はインタビューフォームから求めました．ジゴキシンの$t_{1/2}$は日本薬局方の35～48時間の真ん中をとって41.5時間としましょう．そうすると消失速度定数（k_{el}）は，$k_{el} = 0.693 / t_{1/2}$（Q7参照）から，$0.693 / 41.5$時間＝0.0167/時　になります．分布容積（Vd）9.51 L/kg，バイオアベイラビリティ（F）0.746もインタビューフォームの値を採用しましょう．投与間隔（τ）は1日1回で24時間，塩係数Sは1.0，医師の目標$C_{ss・ave}$は0.65 ng/mLですから，投与量（Dose）は式4を使って下記のように計算できます．

$$\text{Dose} = \frac{Vd \times k_{el} \times C_{ss・ave} \times \tau}{F \times S} \quad \cdots\cdots\text{式4}$$

$$= \frac{9.51\,\text{L/kg} \times 48\,\text{kg} \times 0.0167/\text{時} \times 0.65\,\text{ng/mL} \times 24\,\text{時間}}{0.746 \times 1.0}$$

$$= 159.4\,\mu g \fallingdotseq 0.16\,\text{mg}$$

理論上は，0.16 mg/日を投与すればジゴキシン定常状態での$C_{ss・ave}$ 0.65 ng/mLを達成することになります．しかし，これはジゴキシンの文献薬物動態値を使った推定ですから，必ずしもこのとおりになるとは限りません．とくに分布容積の文献値は幅が大きく，「改訂ウィンターの臨床薬物動態学の基礎」[2]では平均約7.3 L/kg，「臨床薬物ハンドブック」[3]では6～10 L/kgと出ています．

実際にMさんに処方されたのはハーフジゴキシンKY® 0.125 mg/日でした．定常状態到達時間は$t_{1/2}×5$で求められます．ジゴキシンの場合は 41.5時間×5＝8.6日 ですから，念のため，服用開始後10日目以降にジゴキシン血中濃度を測ってみるのがよいと思います．あとはその結果をみて，比例式で投与量を変更していくことになります．

また，Q30で説明しますが，この患者さんのクレアチニンクリアランス値（Ccr値）を用いても至適投与量を推定することができます．

ここで外来患者さんの場合は採血時間が問題になります．ジゴキシンは通常トラフ値（最低血中濃度）が測られますので，外来で測定する場合には朝のジゴキシンは服用しないで受診することが必要となります．もし朝の採血ができないのであれば，服用後8時間以上経ってから，つまりβ相に入ってから採血してもらってください．そうするとジゴキシン血中濃度の適切な評価ができます．

文 献

1) Rathore SS et al：Association of serum digoxin concentration and outcomes in patients with heart failure. JAMA **289**：871-878, 2003
2) Winter ME（著），樋口 駿（監訳），篠崎公一ほか（編）：改訂ウィンターの臨床薬物動態学の基礎，p171-177，じほう，東京，2005
3) 西岡幹夫ほか（編）：臨床薬物ハンドブック，改訂第4版，p364-365，医歯薬出版，東京，1992

Q16

定常状態の最低薬物血中濃度と最高薬物血中濃度はどのように推測したらいいのでしょうか？

①定常状態での平均薬物血中濃度（$C_{ss \cdot ave}$）を基準にして最高薬物血中濃度と最低薬物血中濃度を推測することができる．$C_{ss \cdot ave}$は下記で求められる．

$$C_{ss \cdot ave} = \frac{F \times S \times Dose / \tau}{V_d \times k_{el}}$$

②定常状態での最高薬物血中濃度（$C_{ss \cdot max}$）

$$C_{ss \cdot max} = C_{ss \cdot ave} + \frac{F \times S \times Dose}{V_d} \times \frac{1}{2}$$

③定常状態での最低薬物血中濃度（$C_{ss \cdot min}$）

$$C_{ss \cdot min} = C_{ss \cdot ave} - \frac{F \times S \times Dose}{V_d} \times \frac{1}{2}$$

F：バイオアベラビリティ，S：塩係数，Dose：投与量，
τ：投与間隔，Vd：分布容積

　定常状態における最高薬物血中濃度（$C_{ss \cdot max}$）または最低薬物血中濃度（$C_{ss \cdot min}$）は，定常状態での平均薬物血中濃度（$C_{ss \cdot ave}$）に1回投与時の半分の血中濃度を加えるか引くかで簡易的に求めることができます．これは，定常状態での平均薬物血中濃度をもとにしていますので，あくまでも推測の域を出ていません．しかし，患者さんの症状を観察したり，薬物血中濃度を測定して確かめることもできますので，$C_{ss \cdot max}$および$C_{ss \cdot min}$を推測できる意義は大きいと思います．

　患者さんはIさん，83歳男性で，脳梗塞後遺症，慢性胃炎です．2年ほど前に脳梗塞を発症，入院しましたが寝たきりになりました．半年ほど前に自宅に帰り在宅療養になりました．薬剤師は在宅薬剤管理指導で1週間に一度の訪問ですが，エンシュア・リキッド®をはじめとするたくさんのくすりを持って行っています．看護師さんは，経管栄養療法を行っているので毎日訪問しています．処方は下記の通りです．錠剤は粉砕して経管栄養剤に入れています．

> Rp
> ①エンシュア・リキッド®250 mL，1回1缶，1日3回朝昼夕，7日分
> ②アルロイドG®1回10 mL
> 　ムコダイン®散1回0.5 g
> 　ムコソルバン®錠，1回1錠
> 　ビソルボン®錠，1回1錠
> 　パントシン®散，1回1.0 g
> 　酸化マグネシウム®細粒，1回0.33 g
> 　　　1日3回朝昼夕，7日分

　Iさんは，なかなか痰が切れないし，呼吸も苦しそうで，ときおり呼吸困難を訴えます．主治医に報告したところ，「そうなんだよ．喀痰溶解薬もなかなか効いてくれないし．テオドール®錠（テオフィリン）を粉砕して朝夕の経管栄養に加えてみようか」ということでした．「先生，テオドール®錠は粉砕すると徐放性がなくなりますよ」と，お話ししました．

　「先生，良い方法があります．ネオフィリン®末（アミノフィリン）を使って1日3回投与にしましょう．ネオフィリン®末は水に溶けやすいし，原末だから量も少ないし，経管栄養剤によく混ざります．ところで，テオフィリン血中濃度はどのくらいにしましょうか？」と訊ねました．「それは良い方法だね．そうだなあ，呼吸機能の改善だから，平均血中濃度は7.5 μg/mLくらいがいいですね．不眠になるとよくないから最高血中濃度は10 μg/mLは超えない方がいいなあ」とのことでした．

　まず，7.5 μg/mLの定常状態での平均薬物血中濃度を達成するネオフィリン®末の投与量（Dose）を求めなければなりません．Iさんの体重は40 kgくらいです．テオフィリンの消失半減期を8時間とすると，消失速度定数（k_{el}）は 0.693／8時間＝0.087／時 です．分布容積（Vd）は0.5 L/kgで，20 L．投与間隔（τ）は1日3回ですから8時間です．バイオアベイラビリティ（F）は1.0，アミノフィリン（ネオフィリン®末）はテオフィリン2分子とエチレンジアミン1分子の複合体ですから，塩係数（S）は0.8です．

$$\text{Dose} = \frac{Vd \times k_{el} \times C_{ss \cdot ave} \times \tau}{F \times S} \quad \cdots\cdots\cdots 式4$$

$$= \frac{20\,L \times 0.087/時 \times 7.5\,mg/L \times 8時間}{1.0 \times 0.8}$$

$$= 130.5\,mg \fallingdotseq 130\,mg$$

　1回130 mgのネオフィリン®末を1日3回投与すると，7.5 μg/mLのテオフィリン血中濃度を実現できることが推定できました．さて，この投与量で最高または最低血中濃度はどのくらいになるでしょうか？ $C_{ss \cdot max}$ および $C_{ss \cdot min}$ を求めてみましょう．

$$C_{ss \cdot max} = C_{ss \cdot ave} + \frac{F \times S \times \text{Dose}}{Vd} \times \frac{1}{2}$$

$$= 7.5 \text{ mg/L} + \frac{1.0 \times 0.8 \times 130 \text{ mg}}{20 \text{ L}} \times \frac{1}{2}$$

$$= 10.1 \text{ mg/L} = 10.1 \text{ μg/mL}$$

$$C_{ss \cdot min} = C_{ss \cdot ave} - \frac{F \times S \times \text{Dose}}{Vd} \times \frac{1}{2}$$

$$= 7.5 \text{ mg/L} - \frac{1.0 \times 0.8 \times 130 \text{ mg}}{20 \text{ L}} \times \frac{1}{2}$$

$$= 4.9 \text{ mg/L} = 4.9 \text{ μg/mL}$$

8時間ごとに1回130 mgのネオフィリン®末を投与すると(130 mg/8時間)，Iさんのテオフィリン血中濃度は4.9 μg/mLから10.1 μg/mLの間に収まります．10 μg/mLを超えないで欲しいという医師の期待からは少しずれましたが，テオフィリンの呼吸機能改善の有効血中濃度は5〜10 μg/mLですから，医師も納得してくれるでしょう．Iさんはテオフィリンの副作用を起こすこともなく呼吸機能改善がなされることが期待されます．

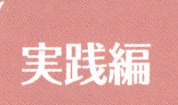

実践編 テオフィリン（テオドール®錠）を増量した患者さんが副作用のような症状を発現しているけど，血中濃度を推測して適切な投与量を決めることはできるのでしょうか？

　Aさん，63歳女性，身長155 cm，体重47 kg，気管支喘息ですが，喫煙歴はありません．ずっと喘息発作はなかったAさんですが，ゼイゼイとした発作の前触れがあったことから，テオドール®錠1日600 mgを2週間前に1日800 mgと増量されています．

Rp
テオドール®錠200 mg，1回2錠
アストミン®錠10 mg，1回2錠
　　1日2回朝夕食後服用，14日分

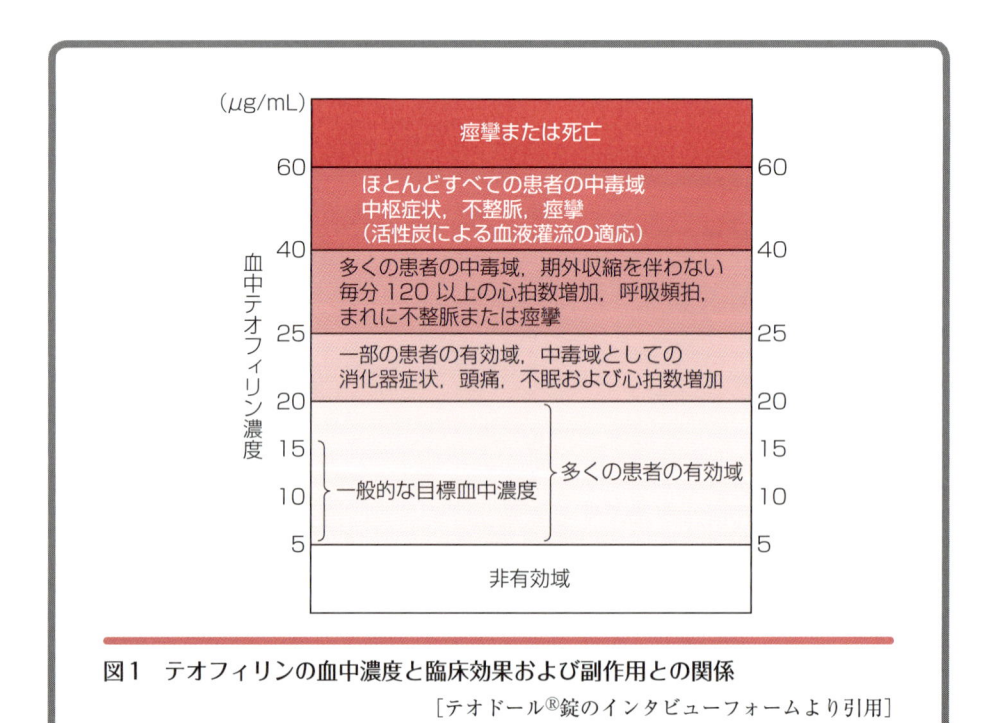

図1　テオフィリンの血中濃度と臨床効果および副作用との関係
［テオドール®錠のインタビューフォームより引用］

最近，悪心・頭痛がして，よく眠れないときがあるそうです．「脈拍が少し速いような気がする」と話しています．図1にテオフィリンの血中濃度と臨床効果および副作用との関係を示しました．

消化器症状や頻脈，不眠などの症状はテオフィリンの血中濃度が上がって中毒状態になっているからなのかもしれません．まず，テオフィリン血中濃度を推測してみましょう．テオドール®錠のインタビューフォームの薬物動態値欄にある60歳以上の高齢者のテオフィリン総クリアランス（CL_{tot}）は0.035 L／時／kgです．Aさんは63歳ですから，この値を採用しましょう．テオフィリン（テオドール®錠）のバイオアベイラビリティ（F）は1.0です．塩係数（S）1.0，投与量（Dose）400 mgで，投与間隔（τ）は1日2回投与ですから12時間です．CL_{tot}が分かっているので，第4章のQ12の式1を使いましょう．

$$C_{ss \cdot ave} = \frac{F \times S \times Dose / \tau}{CL_{tot}} \quad \cdots\cdots\cdots 式1$$

$$= \frac{1.0 \times 1.0 \times 400 \text{ mg} \div 12 \text{時間}}{0.035 \text{ L／時／kg} \times 47 \text{ kg}} \fallingdotseq 20.3 \, \mu g/mL$$

テオフィリンは平均血中濃度で20.3 μg／mLですから，1日の半分の時間は20 μg／mL以上の中毒域にあることになります．どうやら消化器症状などは副作用のようですね．どうしたらいいのでしょうか？ とりあえず，副作用の疑いがあるので，血中濃度測定を薦めてみましょう．ここでQ15の式3からテオフィリン平均血中濃度15 μg／mLを目標とする投与量（Dose）を計算してみました．

$$Dose = \frac{CL_{tot} \times C_{ss \cdot ave} \times \tau}{F \times S} \quad \cdots\cdots\cdots 式3$$

$$= \frac{0.035 \text{ L／時／kg} \times 46 \text{ kg} \times 15 \, \mu g/mL \times 12 \text{時間}}{1.0 \times 1.0} = 289.8 \text{ mg}$$

適切な投与量は1回289.8 mgですから，約300 mgに戻すことが推奨されます．これは下記のように比例式を使っても同じ結果が出ます．

$$新投与量 = 旧投与量 \times \frac{新目標血中濃度}{旧血中濃度}$$

$$= 400 \text{ mg} \times \frac{15 \, \mu g/mL}{20.3 \, \mu g/mL}$$

$$= 289.9 \text{ mg} \fallingdotseq 300 \text{ mg}$$

しかし，よりよい方法はテオフィリンの血中濃度の測定値が出てから比例式を使うことです．そうすれば，だいたい思うとおりの血中濃度を得ることができます．それは文献値による推測ではない実際のAさんのテオフィリン血中濃度を基準にしているからです．ただ，減量の場合に線形型薬物では比例式がよく適合しますが，増量の場合には注意が必要です．例えばテオフィリンは血中濃度が高くなると非線形性を示しますから，予測以上に血中濃度が上がる場合があります．AさんへのアプローチをPOSによるSOAP薬歴で表現してみました．

P#1 テオドール®錠過量投与による副作用発現の疑い

S 悪心，頭痛があり，ときどき眠れない．頻脈のような気がする．

O 2週間前に，テオドール®錠1日600 mgから1日800 mgに増量．

A 1) テオフィリンの定常状態での平均薬物血中濃度を推測してみると20.3 μg/mLで，副作用であるらしいことが示唆された．
2) 目標血中濃度を15 μg/mLとすると，テオドール®錠としての換算で290 mg/12時間の投与量が望ましいと考えられる．

P とりあえず，テオフィリン中毒を回避するためにテオドール®錠300 mg/12時間の投与量を推薦する．

　この患者さんはテオドール®錠1日600 mgの投与量に戻され，フルチカゾンプロピオン酸エステル（フルタイド®100 μgディスカス）が追加になりました．現在，処方変更後3ヵ月が経過していますが，喘息発作もなく，またテオフィリンによると思われる副作用を感じることもなく良好な経過をたどっています．

　薬物血中濃度の定常状態について考えてみました．慢性疾患における薬物投与は連続投与されることが多く，良好な定常状態を保つことは大変重要なことだからです．定常状態は体内に入ってくるくすりと体内から出ていくくすりの量が等しいときに実現されます．その状態は数式でいうと，$F \times S \times Dose/\tau = C_{ss \cdot ave} \times CL_{tot}$という簡単な式によって表されます．

　そしてこの関係式から，定常状態の平均血中濃度を表す式と目標とする定常状態での平均薬物血中濃度を達成する投与量を求める式が得られます．この2つの式を使うことによって実り多い提案をいくつかすることができました．それらは患者さんの病状や処方医の判断に多くの成果をもたらすことになりました．

　しかし忘れてならないことは，これらの式はあくまでも平均的な薬物動態値に基づいて行われた推測です．これからは，「先生，血中濃度を測ってみましょう」という提案を積極的に行いながら，患者さん一人ひとりの個別の薬物療法を実現していきたいと思います．

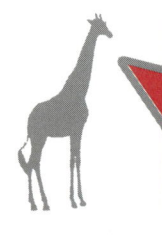

❶テオフィリンの有効血中濃度は5〜15 μg/mLと言われている．
❷60歳以上のテオフィリンのCL_{tot}は0.035/L/kgである．
❸テオフィリン（テオドール®錠）はバイオアベイラビリティ（F）1.0，塩係数（S）1.0である．

第5章 肝消失型と腎排泄型の見分け方

薬剤選択に役立つ！

患者さんから，「腎臓があまりよくない」って言われたんですが，このくすりで問題ないのでしょうか？

このくすりは，主に腎臓で排泄されるから，腎臓に負荷がかなりかかるので，あまり腎臓に負担にならないくすり（肝消失型薬物）に変更できるか担当医に聞いてみようか！

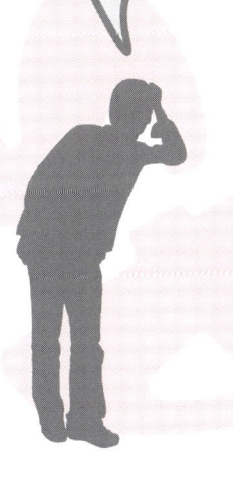

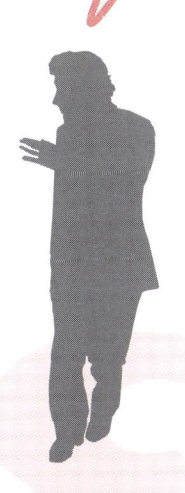

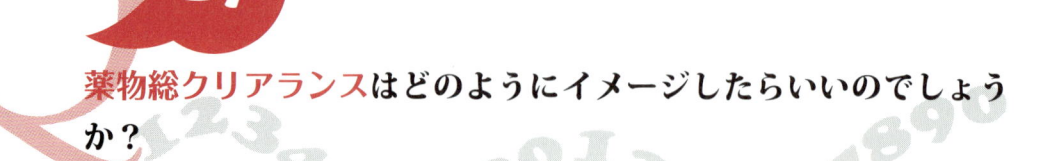

第5章 薬剤選択に役立つ！ 肝消失型と腎排泄型の見分け方

Q17 薬物総クリアランスはどのようにイメージしたらいいのでしょうか？

> **POINT**
> ① 薬物総クリアランスとは，「薬物を含んだ血液から，単位時間当たりに薬物が消失される血液容積」を言う．
> ② つまり，身体から薬物を除去する能力を血液の容積の大きさで表したものである．
> ③ 線形性が保たれていれば，通常，薬物消失速度は血中濃度に比例するので，その比例定数を薬物総クリランス（CL_{tot}）とした．つまり，薬物総クリアランスが大きい薬物は消失速度が大きくなる．

　くすりの消失を薬物総クリアランスと言っています．ところで，クリアランスっていったい何でしょうか？ 薬物動態学を学ぶときに「一番分かりにくい概念が『薬物クリアランス』である」とよく言われます．

　デパートのクリアランスセールを考えてみましょう．12,000 m³の売り場容積をもつデパートが12月31日にクリアランスセールを行いました．そのときは特別に時間を延長して朝10時〜夜10時までの12時間開店していました．お正月の用意もあって，デパ地下のお惣菜売り場まで商品は売り尽くされてしまいました．このときの商品のクリアランスは売り場容積12,000 m³/12時間ですから，1,000 m³/1時間です．このようにクリアランスは容積/時間の単位をもちます．

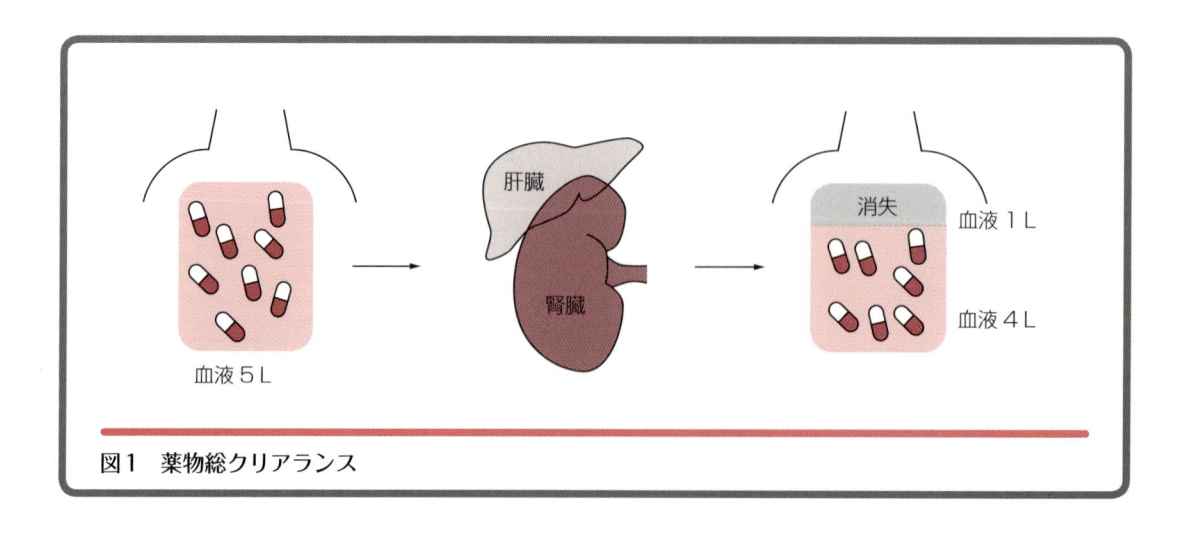

図1　薬物総クリアランス

クリアランスとは，クリアにする，つまり「にごりなどがないようにきれいにすること」ですから，薬物クリアランスとは「薬物を含んだ血液から，単位時間当たりに薬物が消失される血液の容積」を言います．したがって，単位は容積/時間になります．言わば，「身体から薬物を除去する能力を血液の容積で表したもの」ですね．

　身長160 cm，体重50 kgの人が安静時1分間に心臓から送り出される血液量は約5 Lです．心臓から出た血液が再び心臓に戻ってくるのに約23秒かかります．そうすると，体内では血液が1分間に約3周していますね．この5 Lの血液が1分間に循環している間に血液に含まれる薬物は，腎臓や肝臓から消失していきます．仮に20％消失したとしましょう．血液容積で1 Lですね．この場合，薬物総クリアランスは，5 L/分×20％＝1 L/分，つまり1,000 mL/分ということになります．また，1時間あたりに換算すると 1 L/分×60分＝60 L/時 とも表すことができます(図1)．

> ざっくりとそんな感じかな．

> デパートで言うと，あまり売れなければ（＝クリアランスが小さければ），商品の補充がされない（＝くすりの追加をとどめる）っていうイメージですか？

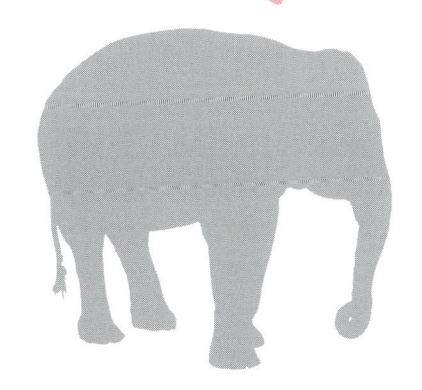

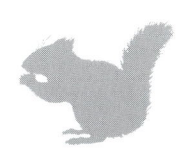

Q18 くすりは肝臓と腎臓以外でも消失すると思うけど、どうして肝臓と腎臓だけとするのでしょうか?

> ①薬物は呼気や皮膚からも消失するが，それらは少量であるから，腎臓と肝臓からのみ消失するとみなす．
> ②肝臓で代謝され薬効を失った場合は，その不活性代謝物が例え腎臓を経て尿中に排泄されたとしても肝臓で消失したとする．
> ③したがって薬物総クリアランスは腎臓からの薬物クリアランスと肝臓からの薬物クリアランスを足したものである．

体内に取り込まれたくすりはどのようにして体外に出ていくのでしょうか？ 例えばアルコールの一部は肺から呼気の中に出ていくと言われています．しかし，薬物動態学では，「くすりは腎臓と肝臓から消失する」と簡略化してしまいます．

はたしてそれでいいのでしょうか？ 考えてみれば少し不安になりますね．でも実はそれでいいのです．そうすることによって薬効や副作用の推理ができて，くすりの適切な使用につながります．ここで，体内からのくすりの消失に迫ってみましょう．

薬物が体内に入ると未変化体のまま腎臓から体外に消失されるか，肝臓で代謝され胆汁を経て糞便中に，あるいは腎臓を経て尿中に代謝物として消失されるか，あるいは肝臓と腎臓両方の消失機構により体内から消失します．このことは次のように表されます．

$$CL_{tot} = CL_h + CL_r$$

CL_{tot}：薬物総クリアランス，CL_h：肝クリアランス（CL_h），CL_r：腎クリアランス（CL_r）

この式は大きな意味をもちます．薬物はおそらくは肝臓や腎臓以外の例えば肺や皮膚などからも消失しているはずですが，それらの消失経路は取るに足らないとして，「薬物総クリアランスは腎でのクリアランスと肝でのクリアランスの和である」と言い切っているのです．薬物動態学はこのように薬物の動きを簡略化して捉えます．そこから大胆な薬物動態の推理が可能になります．

この式で注意しなければならないことが1つあります．CL_r は薬理活性を有する薬物を対象としています．もし，肝臓で代謝され薬効を失った代謝物が例え腎臓を経由して尿から排泄されたとしても，それは肝臓で消失したとして，CL_h に含まれます．

CL_{tot}は，静脈注射時の投与量（Dose）と血中濃度－時間曲線下面積（AUC）から求めることができ，CL_{tot} ＝ Dose／AUCの関係になります．CL_rは，尿中未変化体排泄量とAUCから求めることができますが，CL_hは直接求めることができませんので，CL_h ＝ CL_{tot} － CL_rとして算出します．

　頻脈性不整脈治療薬フレカイニド酢酸塩（タンボコール®錠）についてみてみましょう．添付文書の薬物動態の排泄の項には，「未変化体の尿中排泄率は24時間以内に投与量の約30％である」とあります．そして代謝の項には，「本薬の主代謝経路はメタ位のO-脱アルキル化とその代謝物のグルクロン酸抱合である」とあり，代謝酵素にはCYP2D6が関与することが記されています．しかし，添付文書にはバイオアベイラビリティ（F）の記載がないのです．そこでインタビューフォームをみました．初回通過効果の有無およびその割合の項に，「生物学的利用率は約70％と報告されており，初回通過効果を受けにくい」とあります．生物学的利用率はバイオアベイラビリティ（F）と同じ意味です．また，代謝物の活性の有無および比率には，「主代謝物は2種（M-1，M-2）存在するが，両者とも血液中では大部分抱合体として存在するため，薬効への寄与はない」とされています．

　未変化体排泄率の30％は投与量に対するものですから，真の尿中未変化体排泄率（f_u）はバイオアベイラビリティ（F）で割らなければならないので，0.3／0.7 ＝ 0.43であり，代謝が総クリアランスに寄与する割合は1.0から真のf_u 0.43を引いた0.57と推測されます．これらのことから，フレカイニドのクリアランスは腎排泄と同時に肝消失も寄与していますので，腎障害時および肝障害時にも薬理作用の過剰発現に注意することが必要です．

Q19 薬物総クリアランスは何に役立つのでしょうか？ どのようにして求めるのですか？

POINT

① 1-コンパートメントモデルにあてはめると，体内に存在する薬物は一定のVd値をもつコンパートメントに分布し，単位時間あたりにどのくらいの割合で消失していくかの指標である消失速度定数（k_{el}）に依存して消失していく．

② したがって，分布容積（Vd）と消失速度定数（k_{el}）の積は薬物総クリアランス（CL_{tot}）になる．

$$CL_{tot} = Vd \times k_{el}$$

③ 薬物総クリアランス（CL_{tot}）と平均薬物血中濃度（$C_{ss \cdot ave}$）と投与間隔（τ）の積は投与間隔間に消失する薬物量に等しい．

$$投与間隔間消失量 = CL_{tot} \times C_{ss \cdot ave} \times \tau$$

④ したがって，平均薬物血中濃度を保ちたいのなら，$CL_{tot} \times C_{ss \cdot ave} \times \tau$ で表される投与間隔間消失量を投与間隔間に補充すればよい．

　薬物総クリアランスは容積を示すことから，分布容積との関係で見ていきたいと思います．薬物総クリアランス（CL_{tot}）は「薬物を含む血液が単位時間当たりにクリアにされた容積」を示します．一方，分布容積（Vd）は「薬物が分布する場所の大きさ」を示します．薬物を含む容積としては共通ですが，クリアランスは単位時間当たりに薬物がクリアされる容積で，分布容積は薬物が満ちている容積です．一方，消失速度定数（k_{el}）は単に時間当たりに消失する薬物の割合を反映します．したがって，$Vd \times k_{el}$は薬物が単位時間当たり消失される容積を示しますから，CL_{tot}に等しくなります．つまり，

$$CL_{tot} = Vd \times k_{el}$$

となります．

　CL_{tot}は添付文書にはなかなか記載されていませんが，Vdは最近記載されることが多くなってきました．k_{el}は $k_{el} = 0.693 / t_{1/2}$ から求められますので，Vdと$t_{1/2}$があれば，CL_{tot}は計算することができます．

　ところで，CL_{tot}が分かると何が分かるのでしょうか？ 目標とする平均薬物血中濃度があるとしましょう．薬物総クリアランス値があれば，薬物総クリアランス×平均薬物血中濃度 は単位時間当たりに消失する薬物量になります（図1）．

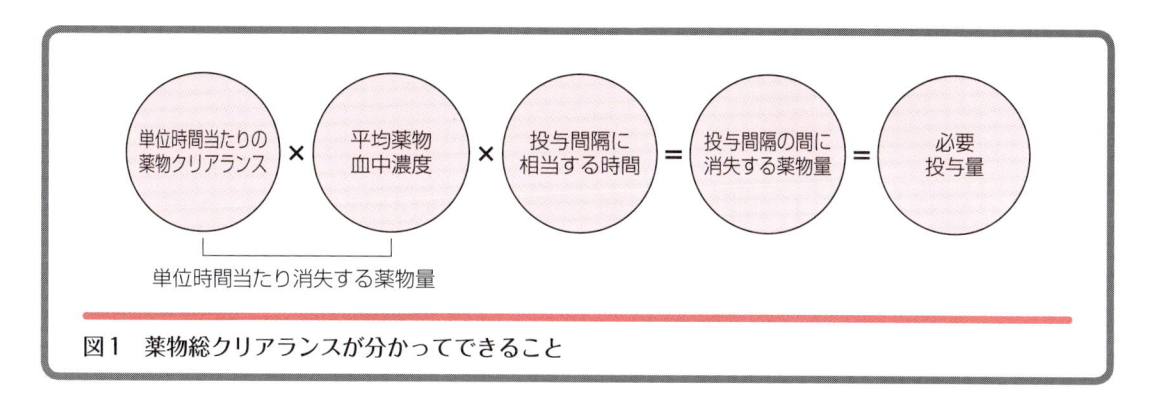

図1 薬物総クリアランスが分かってできること

（図：単位時間当たりの薬物クリアランス × 平均薬物血中濃度 × 投与間隔に相当する時間 ＝ 投与間隔の間に消失する薬物量 ＝ 必要投与量／「単位時間当たりの薬物クリアランス × 平均薬物血中濃度」の部分は「単位時間当たり消失する薬物量」）

　この薬物量に投与間隔（τ）をかけると投与間隔の間（くすりを投与してから次回投与するまでの時間）に消失する薬物量が分かります．この薬物量は目標の血中濃度を達成するために必要な投与量になります．つまり，CL_{tot}により目標とする血中濃度を維持するために必要な投与量を決定することができます．

　患者さんはTさん，54歳女性，体重50 kgです．Tさんの心室性期外収縮にメキシレチン塩酸塩（メキシチール®カプセル）を推奨したいと思います．

　メキシレチンの有効血中濃度は0.5〜2.0 μg／mLと言われていますので，少し低めですが当初の目標平均血中濃度を0.5 μg／mLとしましょう．平均血中濃度を維持しながら，投与間隔の間に体内から失われるメキシレチン量（D）は，D＝平均血中濃度×CL_{tot}×τ で求めることができます．
　ここで，平均血中濃度は0.5 mg／L（0.5 μg／mL），単位体重あたりの総クリアランスは0.36 L／kg／時，投与間隔（τ）は8時間です．Tさんは体重50 kgなので総クリアランス（CL_{tot}）は，0.36 L／kg／時×50 kg＝18 L／時 になります．
　これらの数値を上の式にあてはめてみると，

　　D ＝ 0.5 mg／L×18 L／時×8時間
　　　≒ 72 mg

と算出されます．したがって，Tさんの体内では8時間で72 mgのメキシレチンが消失していくことになります．メキシチール®の有効成分であるメキシレチンの塩係数（S）は0.84，バイオアベイラビリティ（F）は83％なので0.5 μg／mLの平均血中濃度を維持していくには，72 mg／（0.84×0.83）＝103 mg ≒ 100 mg が必要で，メキシチール®カプセル100 mgを1日3回8時間ごとに投与するとよいことになります．

Q20 どうしてくすりを肝消失型と腎排泄型に分けるのでしょうか？どんな違いがあるのですか？

①くすりは肝臓で代謝されて薬効を失う肝消失型薬物と，薬効を保持したまま尿中に排泄される腎排泄型薬物に分かれる．中間の性格を示すものを肝腎消失型薬物と言っている．
②肝消失型薬物の吸収率は高いが，吸収にばらつきがみられる場合が多い．腎排泄型薬物の吸収率は，低い場合も多いが，変動が少なく比較的安定した吸収率を示す．
③肝消失型薬物は肝臓に代謝負荷をかけるし，腎排泄型薬物は腎臓に通過負荷をかける．
④したがって，同じ薬効群にあっても腎排泄型薬物と肝消失型薬物は性格が異なるので，別種のくすりとして取り扱う必要がある．

体内に入ったくすりは，どこから体外に出ていくのでしょうか？ 薬物動態学では，くすりが体内にあっても「そのくすりが薬効を失ったときには，くすりは消失した」と考えるのです．くすりが消失する場所は通常，肝臓か腎臓です．くすりの消失の型を考えることで，くすりの使われ方が違ってくるのです．どう違うのでしょうか？ それは患者さんの状況とくすりによって異なります．

肝臓で代謝されて消失する場合や未変化体で尿中に排泄される場合，あるいは胆道から腸管に排泄される場合，呼気や汗に排泄される場合など，くすりにはさまざまな出口があります．しかし，薬物動態学では大胆に，「くすりは，①肝臓で代謝されて薬効を失って消失するか，あるいは②未変化で薬効を保ちながら腎臓を経由して尿中に排泄されるかのどちらかである」としてしまいます．その他の消失経路はわずかであるとして，無視してしまうのですね．このように，薬物動態学は決して緻密な学問ではありません．あくまでも「大胆に推論を立てて，検証していくこと」が，この方法論の真髄だろうと思います．

では，どうして薬物を腎排泄型と肝消失型に分けるのでしょうか？ それは肝消失型薬物と腎排泄型薬物ではくすりの性格が異なるからです．表1にその違いを示しました．

まず，消化管吸収をみてみましょう．経口の肝消失型薬物には100％近い吸収率を示すものもあります．しかし，吸収率は高いのですが，脂溶性の程度などによって吸収にばらつきがみられる場合があります．腎排泄型薬物は吸収率が50％を切るものもあるのですが，変動が少ない比較的安定した吸収率を示します．肝消失型薬物は初回通過効果を受ける場合が多いのですが，その程度はくすりに

表1 肝消失型薬物と腎排泄型薬物の特徴

項　目	肝消失型薬物	腎排泄型薬物
消化管吸収	高いがばらつき大きい	低いがばらつき少ない
初回通過効果	受けやすい	受けにくい
肝臓への負荷	あり	少ない
肝疾患時の血中濃度	重症時に高くなることがある	変化は小さい
腎臓への負荷	少ない	あり
腎疾患時の血中濃度	変化は小さい	上昇
酵素阻害・誘導	影響が大きい	影響が少ない

［菅野　彊：薬剤師のための薬物動態ものがたり，アドバンス・クリエイト，大阪，2006より引用］

よって大きく変わります．腎排泄型薬物は初回通過効果を受けにくいのが常です．

　では，薬物・代謝物の動態面からみた臓器への負荷はどうでしょうか．肝消失型薬物は肝代謝によって薬効を失うか，あるいは胆汁中に排泄されていきますので，肝臓に代謝負荷をかけます．逆に，腎排泄型薬物は肝臓に負荷をかけることは比較的少ないのです．しかし，腎排泄型薬物は薬効を保持しながら腎臓を通過しますので，腎臓に負荷を与えます．また，肝消失型薬物は腎機能低下者に投与しても血中濃度が上がることは少ないのですが，腎排泄型薬物は腎障害時には血中濃度が上がります．肝消失型薬物は酵素阻害や酵素誘導の相互作用を受けやすいのですが，腎排泄型薬物にはその影響は少ないと言えます．

Q21 肝消失型と腎排泄型を見分ける尿中未変化体排泄率って何でしょうか？

① 尿中未変化体排泄率（f_u）とは，体循環に入った薬物のうち尿中に未変化で排泄される割合を言う．

② f_u がおおむね 0.7 以上の場合はその薬物は腎排泄型薬物で，f_u がおおむね 0.3 以下の場合は肝消失型薬物であり，f_u が 0.4 〜 0.6 であれば肝腎排泄型である．

③ 添付文書に記載されている f_u は，投与量に対する未変化体排泄量の比なので，真の f_u を求めるためには，投与量にバイオアベイラビリティ（F）をかけて補正することによって，体内に入った薬物量を算出する必要がある．

　肝消失型薬物と腎排泄型薬物はどのようにして区別するのでしょうか？　それは尿中未変化体排泄率（f_u）で区別されます．f_u とは，投与されて体内に吸収されたくすりが未変化で尿中に排泄される割合で，以下のように表されます．表 1 に実際の分け方を示しました．

$$尿中未変化体排泄率（f_u）= \frac{尿中未変化体排泄量}{投与量（Dose）× バイオアベイラビリティ（F）}$$

　経口投与の場合には f_u を計算するときに注意しなければならないことがあります．それは通常，分母には薬物投与量が書かれます．しかし，腎排泄か肝消失かを判断するのには投与量ではなく，実際に吸収され初回通過効果を受けずに体循環に入った量でなければなりません．したがって，分母は投与量（Dose）× バイオアベイラビリティ（F）を使うことが必要です．

　それからもう 1 つ困ることがあります．それは代謝物に活性がある場合です．添付文書では活性代謝物の薬効の強さについては分からない場合が多いのですが，肝消失型か腎排泄型かを判断しなけれ

表 1　尿中未変化体排泄率（f_u）による薬物消失型

f_u	薬物消失型
0.7 以上	腎排泄型薬物
0.4 〜 0.6	肝腎消失型薬物
0.3 以下	肝消失型薬物

表2 薬効群における肝消失型薬物と腎排泄型薬物

薬　効	薬　物	尿中未変化体排泄率	薬物消失型
抗アレルギー薬	アゼラスチン塩酸塩	0.025	肝消失型
	オロパタジンン塩酸塩	0.72	腎排泄型
降圧薬	バルサルタン	0.10	肝消失型
	エナラプリルマレイン酸塩	0.64	腎排泄型
ニューキノロン系抗菌薬	スパルフロキサシン	0.12	肝消失型
	レボフロキサシン水和物	0.87	腎排泄型

［各薬物の添付文書より引用］

ばならないときがあります．そういう場合には，活性代謝物の割合を未変化体の割合に加えて判断せざるをえません．例えば尿中排泄率が未変化体0.2，活性代謝物が0.5であった場合，合わせて分子は0.7にします．ここでバイオアベイラビリティが0.8だったとしましょう．$f_u = 0.7 / 0.8 = 0.87$ で，このくすりは腎排泄型の性格をもちます．

それでは実際に抗アレルギー薬，降圧薬，ニューキノロン系抗菌薬のf_uを比較して，肝消失型薬物か腎排泄型薬物かを調べてみましょう（表2）．

同じ薬効群でも肝消失型薬物と腎排泄型薬物があるのが分かりますね．例えばニューキノロン系抗菌薬で尿路感染症を治療する場合には，f_uが0.12の肝消失型のスパルフロキサシンよりも，0.87の腎排泄型のレボフロキサシン水和物がよく適合することが分かります．

Q22 尿中未変化体排泄率のデータがない場合には，どうやって肝消失型と腎排泄型を見分けるのでしょうか？

> **POINT**
> ①尿中未変化体排泄率（f_u）の記載がない場合が多く，とくに古いくすりでは記載されていない．その場合には「有効成分に関する理化学的知見」にある油水分配係数を見よう．
> ②油水分配係数は，そのくすりが水に溶けるときに同量の油に何倍溶けるか？を表す数値で，Pで示される．Pが1.0より大きければ脂溶性薬物で，Pが1.0に満たなければ水溶性薬物である．Pは通常logPとして対数で表される．logPがプラスの値であれば脂溶性薬物でマイナスであれば水溶性薬物である．
> ③脂溶性薬物は肝消失型薬物で，水溶性薬物は腎排泄型薬物であることが多い．

尿中未変化体排泄率（f_u）が添付文書やインタビューフォームに記載されていないことはよくあることです．そういう場合には，添付文書の「有効成分に関する理化学的知見」の項目にある「油水分配係数」が参考になります．油水分配係数とは「n-オクタノールに溶けるくすりの量が水に溶けるくすりの量の何倍になるか？」を調べた値で，通常Pで表されます．

くすりがn-オクタノールに溶ける割合が多い場合は，油水分配係数は1より大きい正の値をもち，脂溶性を示します．くすりが水に溶ける割合が多い場合は1に満たない正の値をもち，水溶性を示します．通常，脂溶性のくすりは肝消失型薬物の性格をもち，水溶性のくすりは腎排泄型薬物の性格をもちます．油水分配係数はlogPとして対数で表されることが多く，脂溶性であれば正の値であり，水溶性であれば負の値になります．

ある研修会の講演で，尿中未変化体排泄率の活用方法について話していたところ，「私は尿中未変化体排泄率よりは，油水分配係数の方がくすりの性格をよく表していると思う」という意見が出されました．

油水分配係数は脂溶性の程度を推測するには便利ですし，f_uの値の記載がないときには，くすりの性格の判断に使えます．しかし，油水分配係数は*in vitro*の値でpHにより異なります．*in vivo*の値であるf_uは腎機能低下者の薬物投与量を決めるときに使いますが，油水分配係数は使えません．つまり，油水分配係数は薬物動態値ではありませんし，f_uとは性格が異なりますので直接くすりの比較には使えないのです．

よく聞かれることがもう1つあります．それは「肝機能の低下者に肝消失型薬物を使うことと，腎機能低下者に腎排泄型薬物を使うことは避けた方がいいのか？」という質問です．そういう配慮はもちろんよいことですが，現実的ではありません．医師が薬物の排泄型を考慮して処方をすることは少ないと思います．しかし，腎機能低下者に腎排泄型薬物を投与すると，血中濃度が上がって薬理効果は大きくなり，有害作用の発現が考えられます．

では，どうしたらいいのでしょうか？ 腎排泄型薬物のf_uと患者さんのクレアチニンクリアランス（Ccr）値を考慮して，腎排泄型薬物の投与量を減らせばいいのです．ただ，肝機能低下者に肝消失型薬物を投与した場合，肝障害が重度になると血中濃度が上昇する傾向は見られますが，どの程度血中濃度が上昇するのかを数値的に把握することはまだできていません．したがって，肝機能低下者への肝消失型薬物の影響は，注意深く患者さんを観察する以外に方法はありません．

> log P が「−」なら"水溶性"で腎排泄型薬剤が多いよ．

> log P が「＋」なら"脂溶性"で肝消失型薬剤が多いのですね．

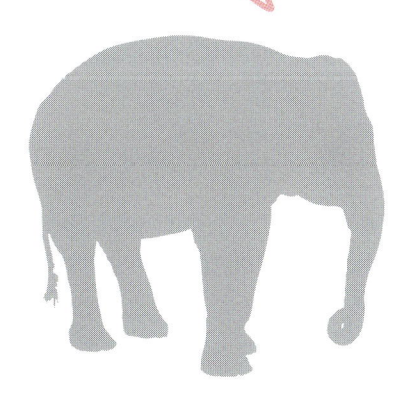

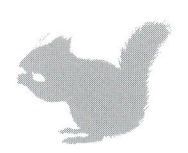

Q23 添付文書に消失経路を推定する薬物動態値の記載がない場合はどうすればいいのでしょうか？

> ①添付文書でくすりの消失型が分からない場合には，インタビューフォームが大きな役割を果たすことが多い．
> ②とくにバイオアベイラビリティ，吸収率，代謝部位，初回通過効果の程度などの情報意義は大きい．

　薬物が肝消失型か腎排泄型かをインタビューフォームから判断することは可能です．エナラプリルマレイン酸塩（レニベース®錠）のインタビューフォームから，表1に示した薬物動態値の情報が得られました．

表1　エナラプリルマレイン酸塩（レニベース®錠）の薬物動態値

ジアジド体有効血中濃度	8.0 ng/mL以上でACE活性90%以上抑制
最高血中濃度到達時間	3〜6時間（健常成人），4時間（高血圧患者）
	9時間（慢性腎不全高血圧患者）
エナラプリル油水分配係数	0.08（pH 7.0）
ジアジド体半減期	5 mg投与　9.5時間
ジアジド体最高血中濃度	5 mg投与　初日14.5 ng/mL，7日目20.1 ng/mL
ジアジド体バイオアベイラビリティ	約40%
ジアジド体吸収率	約60%
消失速度定数	5 mg投与を7日間連続　0.102/時
薬物クリアランス	5 mg投与を7日間連続　258.8 mL/分
蛋白結合率	50%以下
代謝部位	主に肝臓
代謝酵素の分子種	カルボキシエステラーゼ（P450による代謝は受けない）
初回通過効果	健常成人18%　心不全患者10%
尿中排泄率	5 mg投与　総エナラプリル52.1%，ジアジド体30.9%
血液透析率	ジアジド体66%，エナラプリル34%

［レニベース®錠インタビューフォームより引用］

このデータから，エナラプリルマレイン酸塩は代謝物のジアジド体（エナラプリラート）を活性本体とする水溶性の腎排泄型薬物として位置づけられます．なぜなら，第1にエナラプリラートは8.0 ng/mL以上の血中濃度でアンジオテンシン変換酵素（ACE）活性を90％以上抑制する作用があること，第2に血液のpHに近いpH 7.0でのエナラプリルの油水分配係数が0.08で水溶性であることが挙げられます．

また，分布容積は「該当資料なし」となっていますが，消失速度定数，バイオアベイラビリティおよび薬物クリアランスのデータが記載されていることから，エナラプリルマレイン酸塩（レニベース®錠）5 mg連続投与時の活性代謝物エナラプリラートの血中濃度を推測することができます．

このようにインタビューフォームからは，添付文書では得られない薬物動態値が得られます．これはインタビューフォームの大きな特徴の1つです．

なお，肝腎消失型薬物は肝疾患患者や腎疾患患者にかかる負荷がないのか？ というと，そうではありません．肝腎消失型は，肝消失型薬物あるいは腎排泄型薬物のようにどちらかに負荷の比重が大きいということではなく，どちらにも負荷がかかるかもしれないと考えた方がいいと思います．

Q24 肝消失型薬物の場合は，どこに注目すればいいのでしょうか？

> **POINT**
> ① 肝クリアランス（CL_h）は肝血流量（Q_h）と肝抽出率（E_h）の積である．
>
> $$CL_h = Q_h \times E_h$$
>
> ② 肝抽出率は肝臓に入ってきた薬物量のうち，肝臓で代謝されて消失した薬物量の割合である．
>
> $$E_h = \frac{肝に流入する血液中の薬物濃度（C_{in}）- 肝から流出する血液中の薬物濃度（C_{out}）}{肝に流入する血液中の薬物濃度（C_{in}）}$$
>
> ③ 代謝・排泄に関与する薬物は蛋白非結合型薬物であるから，肝血流量をQ_hとし，肝固有クリアランスをCL_{int}，薬物の蛋白非結合型分率をf_bとすると肝抽出率は下記で表される．
>
> $$E_h = \frac{CL_{int} \times f_b}{Q_h + CL_{int} \times f_b}$$
>
> ④ 肝抽出率が高いくすり（$E_h > 0.7$）を高齢者や肝障害者に投与すると，最高血中濃度が増大する．肝抽出率が低いくすり（$E_h < 0.3$）は消失半減期が延長する．

CL_{tot}とCL_rは血中濃度−時間曲線下面積（AUC）や尿中未変化体排泄量から実際の値が得られますが，CL_hは両者からの類推（$CL_h = CL_{tot} - CL_r$）で求められます．そこでCL_hについて考えてみましょう．とくに肝機能が低下しがちな慢性肝炎，肝硬変の患者さんや高齢者への副作用チェックや，服薬指導をどうするのか検討したいと思います．肝クリアランス（CL_h）は肝血流量（Q_h）と肝抽出率（E_h）の積として，次のように表されます．

$$CL_h = Q_h \times E_h$$

ここで「肝抽出率（E_h）」という新しい薬物動態値が出てきました．いったいこれは何でしょうか？ E_hとは，「肝臓に入ってきた薬物量（$C_{in} \times Q_h$）から，肝臓から出て行った薬物量（$C_{out} \times Q_h$）を引く，つまり肝臓によって取り込まれた薬物量（$C_{in} \times Q_h - C_{out} \times Q_h$）を，肝臓へ入ってきた薬物量（$C_{in} \times Q_h$）で割ったもの」です．すなわち門脈から入ってきた薬物が肝臓の初回通過効果によって取り除かれる割合です．

表1　肝抽出率（E_h）の区別

$E_h<0.3$	$E_h=0.3～0.7$	$E_h>0.7$
カルバマゼピン	アスピリン	アルプレノロール塩酸塩
ジアゼパム	キニジン硫酸塩水和物	コカイン塩酸塩
インドメタシン	コデインリン酸塩水和物	デシプラミン
ナプロキセン	ニフェジピン	リドカイン塩酸塩
ニトラゼパム	ノルトリプチリン塩酸塩	メペリジン
フェノバルビタール		モルホリン
フェニトイン		ニコチン
プロカインアミド塩酸塩		ニトログリセリン
サリチル酸		ペンタゾシン
テオフィリン		プロポキシフェン
トルブタミド		プロプラノロール
バルプロ酸ナトリウム		ベラパミル塩酸塩
ワルファリンカリウム		

［杉山雄一，楠原洋之（編），分子薬物動態学，南山堂，東京，2008より引用］

$$E_h = \frac{C_{in} \times Q_h - C_{out} \times Q_h}{C_{in} \times Q_h} = \frac{C_{in} - C_{out}}{C_{in}}$$

となります．

もし薬物が肝臓を1回通過する間にほとんど取り除かれるとしたら，（$C_{in}-C_{out}$）／C_{in} は1に近づきます．この場合は，この薬物はE_hが大きい高肝抽出率の薬物です．通常，高肝抽出率とは$E_h>0.7$を言います．逆に，（$C_{in}-C_{out}$）／C_{in} が小さいならば（$E_h<0.3$），慢性肝疾患や加齢によって肝血流量はしばしば減少し，門脈体循環側副路や吻合路が形成される場合があります．したがって，E_hは減少し，多くの未変化体薬物が体循環に入り，バイオアベイラビリティが増加します．表1にいくつかの薬物の肝抽出率を示しました．

肝障害や門脈体循環側副路の存在下での高い肝抽出率（$E_h>0.7$）および低い抽出率（$E_h<0.3$）の薬物に関する血中濃度パターンと薬物動態値の変化について図1に示しました．

$E_h>0.7$の肝抽出率が高い薬物を慢性肝臓病や高齢の患者さんに投与すると，肝細胞容積の減少や門脈体循環側副路などの形成によって薬物は未変化体で体循環に入り，最高血中濃度が上昇します．一方，肝抽出率が低い薬物（$E_h<0.3$）は，肝疾患の患者さんの肝細胞機能の障害によって，肝での薬物代謝が遅れ，消失半減期（$t_{1/2}$）が延長します．

両者ともAUCは大きく上昇しますが，薬効や副作用の発現に違いがみられるので注意が必要です．高肝抽出率の薬物は，急激な薬理作用の過剰発現による副作用がみられることがあります．一方，低肝抽出率の薬物の場合には，急激な薬理作用の発現はありませんが，$t_{1/2}$が延長するので，薬効や副作用と思われる症状が持続する可能性があります．もう1つ注意しなければならないことがあります．それは$t_{1/2}$の延長により定常状態到達時間が延長しているかもしれないことです．薬効の発現が遅いときに不用意に薬用量を増やすことには慎重でなければなりません．

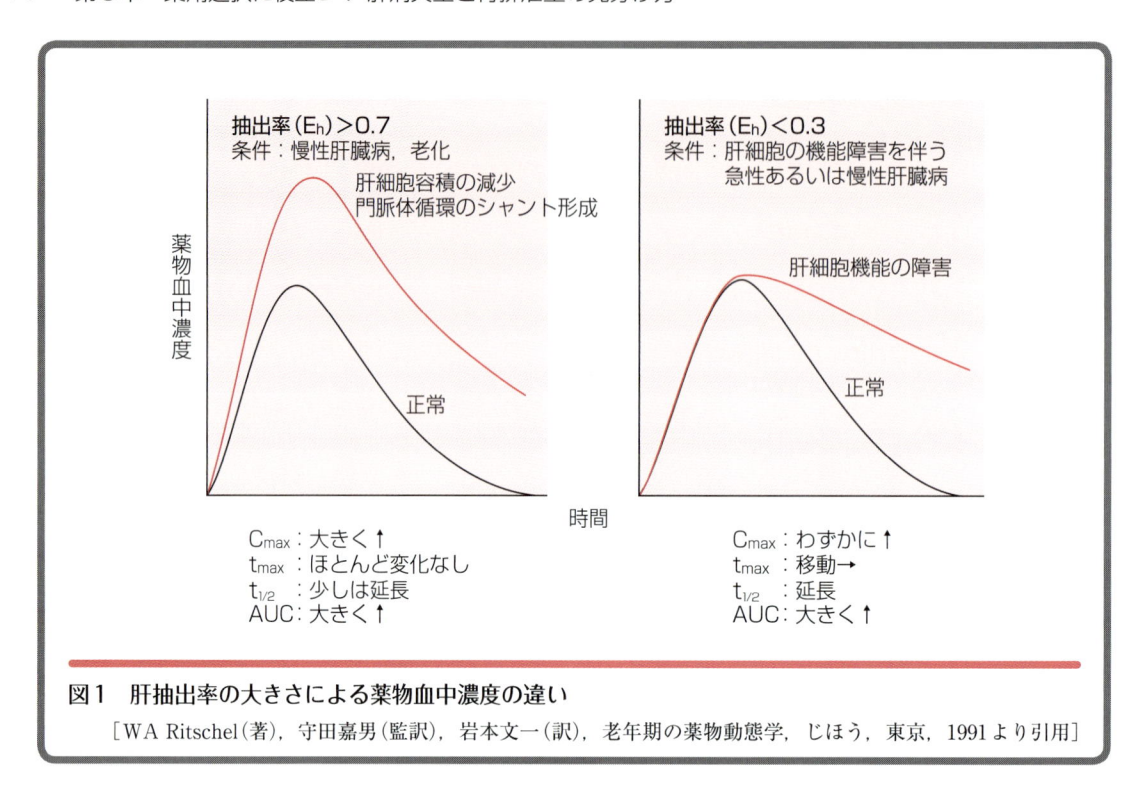

図1 肝抽出率の大きさによる薬物血中濃度の違い
[WA Ritschel（著），守田嘉男（監訳），岩本文一（訳），老年期の薬物動態学，じほう，東京，1991より引用］

　Q24ではくすりの体内からの消失に迫ってみました．薬物消失の重要な薬物動態値のパラメータは薬物クリアランスと肝抽出率でした．薬物総クリアランス（CL_{tot}）は腎クリアランス（CL_r）と肝クリアランス（CL_h）の和でしたね．腎クリアランスが大きいか，肝クリアランスが大きいかは，腎排泄型薬物か，肝消失型薬物かにつながりますから大事なことです．さらに，その和である薬物総クリアランスはくすりの消失速度の大きさを判断するのに有用でした．肝クリアランスの目安である肝抽出率の大きさは，高齢者や肝機能障害者の薬効や副作用発現の推理に役立ちました．とくに肝抽出率が大きいくすりは急激な薬理作用の過剰発現に注意が必要です．薬物の消失を考える上で薬物クリアランスの重要性をご理解いただけたことと思います．

実践編1 高齢者に肝抽出率が高いくすりを投与する場合，どこに注意すればいいのでしょうか？

症例はFさん，70歳男性，本態性高血圧です．Fさんは55歳のときに慢性肝炎と診断されました．仕事がらみのストレスが多いことから，ついお酒を飲み過ぎたとのことです．現在はお酒を控えていて「せいぜいコップ1杯程度」とのこと．60歳のときに本態性高血圧と診断され，テモカプリル塩酸塩（エースコール®錠）4 mgを飲み続けています．「ここ3ヵ月前から血圧が145／90 mmHgくらいに上がってきて，ときどき動悸がする」そうです．今日の処方ではプロプラノロール塩酸塩（インデラル®錠）10 mg，3錠が加わっていました．

Rp
①エースコール®錠4 mg，1回1錠，1日1回朝食後服用，14日分
②インデラル®錠10 mg，1回1錠，1日3回朝昼夕食後服用，14日分

エースコール®錠でコントロールされていたFさんの血圧が徐々に上がってきました．インデラル®錠の投与は，動悸の抑制と緩徐な降圧作用を期待してのことと思われます．しかし，ここで1つの問題点（プロブレム）が浮かび上がります．それはFさんが比較的高齢であることと慢性肝炎があることから派生する，プロプラノロールの肝クリアランスに関するプロブレムです．今日追加されたプロプラノロールの肝抽出率は$E_h > 0.7$と高く，門脈体循環側副路の形成も予想されることから，最高血中濃度の急激な上昇があるかもしれません．

テモカプリル塩酸塩（エースコール®錠）は速やかに吸収され，肝臓で加水分解された後，活性代謝物テモカプリラートとして主に胆汁を介して糞中に排泄されるか，活性体および一部未変化体として尿中に排泄されます．したがって，10年間飲み続けていて問題がないことと考え併せて，血中動態の変化は少ないと思われます．

図1に若年者（$n = 9$，27 ± 2歳）と高齢者（$n = 9$，77 ± 2歳）に経口的にプロプラノロール塩酸塩（インデラル®錠）40 mgを投与した後の血中プロプラノロール濃度（平均値±標準誤差）を示しました．高齢者の最高血中濃度は若年者の4.8倍に上昇しています．

Fさんは高齢であるほかに慢性肝炎がありますから，プロプラノロールの血中濃度が上昇する可能性があります．インデラル®錠投与による動悸抑制の期待は，血中濃度の上昇で徐脈の発現につながるかもしれませんし，降圧作用が過度になってめまい，立ちくらみ，低血圧が起きるかもしれません．

こういう場合はどう対処すればいいのでしょうか？　同効薬で肝抽出率の低いくすりを選べばいい

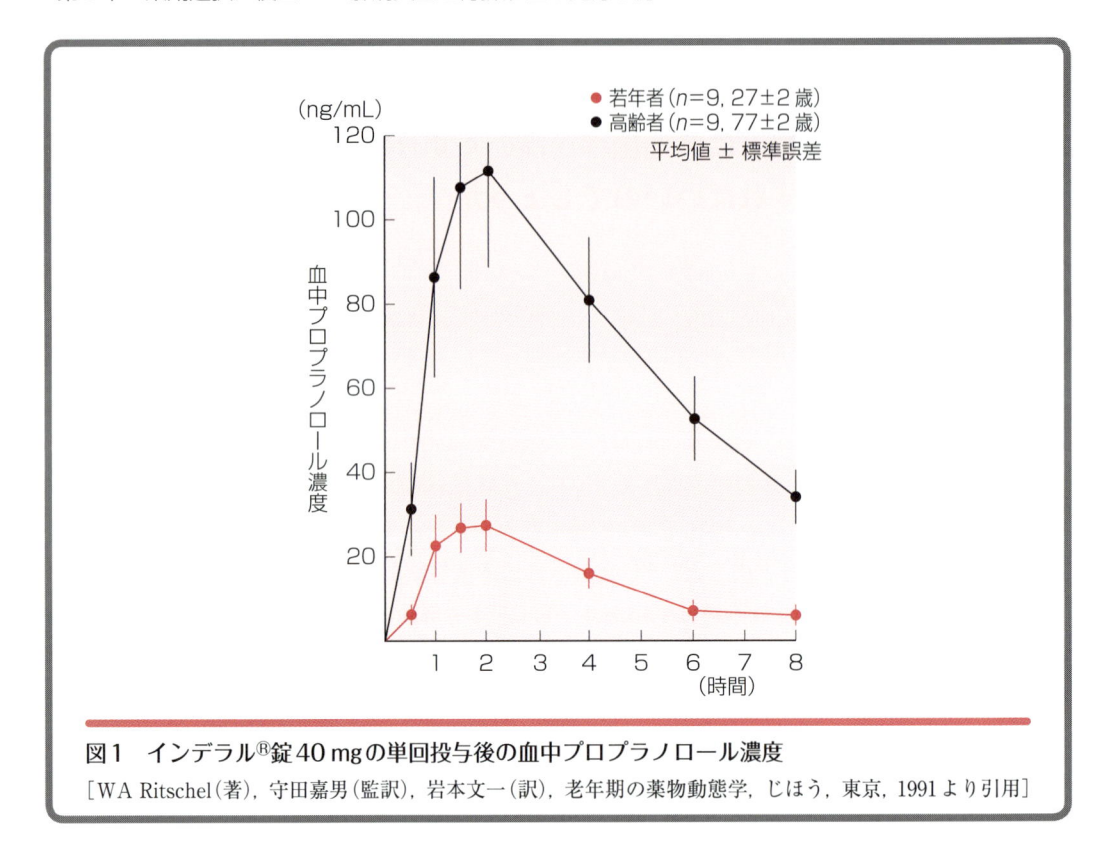

図1 インデラル®錠40 mgの単回投与後の血中プロプラノロール濃度
[WA Ritschel（著），守田嘉男（監訳），岩本文一（訳），老年期の薬物動態学，じほう，東京，1991より引用]

わけですが，そうすると血中濃度が上がらないかわりに，$t_{1/2}$が延長します．いっそのこと薬物の消失に肝臓が関与しない腎クリアランスが主なβ遮断薬を推薦すればいいかと思われます．それにはアテノロール（テノーミン®錠）があります．テノーミン®錠の添付文書には「約50％が消化管から吸収された（英国での成績）．肝臓で初回通過効果を受けずに体循環に入る」とあります．つまり，肝抽出率（E_h）＝ 0です．また，「尿中，糞中から投与量のそれぞれ約50％が回収されたが，その約90％は未変化体であった」との記載があります．したがって，$CL_{tot} ≒ CL_r$とみなすことができ，肝臓への代謝負荷はきわめて少ないと考えられます．SOAP薬歴は次のようになりました．

P#1 インデラル®錠の急激な副作用発現の可能性

S 3ヵ月前から血圧上昇，動悸がする．

O 血圧145／90 mmHg，インデラル®錠初めての投与．慢性肝炎あり．

A 高齢でもあり，プロプラノロール（インデラル®錠）の急激な血中濃度上昇が心配．

P 1) インデラル®錠による副作用であるめまい，立ちくらみ，血圧低下，徐脈の発現に注意すること．
2) 副作用が出るようであればテノーミン®錠を推薦すること．

処方せんを受け取ったときに,「なぜ疑義照会の上,医師に処方変更を提案しなかったのか？」と思われる方も多いかと思います．しかしこの場合，インデラル®錠は「併用禁忌」や「併用注意」にはあたらず,わずかに慎重投与の「重篤な肝・腎機能障害のある患者（薬物の代謝・排泄が影響を受ける可能性がある）」に抵触する程度の状況です．したがってここは「医師の処方を尊重し，副作用について十分服薬指導をして投薬すべきである」と考えます．

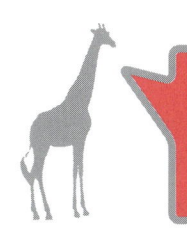

❶ 肝消失型薬物があるときには，肝抽出率（E_h）に注目する．
❷ $E_h > 0.7$ のときには急な最高薬物血中濃度の上昇に注意する．
❸ $E_h < 0.3$ のときには消失半減期の延長に注意する．

はい……

歳をとったら自然に生理的機能が衰えていくわけだし，お酒はほどほどにしてくださいね．

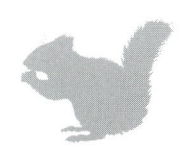

実践編 2　腎機能低下した患者さんではどんな注意が必要なのでしょうか？

　症例はAさん，58歳男性，本態性高血圧です．Aさんは1年前からエナラプリルマレイン酸塩（レニベース®錠）を服用しています．最近，町の健診で「尿に少し蛋白が出ています．腎臓を悪くしているかもしれないので，精密検査を受けてください」と言われたそうです．Aさんは風邪をひいたらしく，今日はいつもの降圧薬のほかに風邪薬と咳止めが処方されています．

　慢性疾患で薬物療法が続けられている場合には，患者さんの服用薬は肝消失型薬物なのか，腎排泄型薬物なのかを把握しておくことはとても重要なことです．Aさんに投与されているエナラプリルマレイン酸塩（レニベース®錠）は肝消失型でしょうか？ 腎排泄型でしょうか？ ここでは添付文書の情報のみから判断してみましょう．

　薬物消失型の判断根拠は尿中未変化体排泄率（f_u）でしたね．レニベース®錠添付文書の薬物動態の項には，「本剤5 mg錠を投与した場合，未変化体エナラプリル＋ジアジド体の尿中排泄率は約52%である」と書かれています．薬効薬理の項に「ジアジド体がアンジオテンシンⅡの生成を抑制することによって降圧効果を発揮する」とあることから，エナラプリルの代謝物であるジアジド体（エナラプリラート）には活性があることが分かります．しかし，エナラプリルの吸収率が明らかにされていませんので，52%という尿中排泄率からは肝消失か腎排泄かは判断できません．「有効成分の理化学的知見」に油水分配係数の値はありませんでした．

　しかし，添付文書の薬物動態の項には「慢性腎不全患者の血中濃度は腎機能正常者に比べ，半減期（$t_{1/2}$）の延長，最高血中濃度と血中濃度-時間曲線下面積（AUC）の増大が認められている」とあります．この記載から，エナラプリルマレイン酸塩（レニベース®錠）は腎排泄型薬物であることが推測できます．腎機能の低下が消失半減期の延長や血中濃度の上昇に直接つながっているからです．

　Aさんは4週間後に検診結果をもって薬局を訪れました．風邪が長引いているらしく，「咳がまだ続いていて，とくに夜間がひどい」と言っていました．検診結果を見せてもらったところ，肝機能検査値は基準値内でしたが，尿蛋白が（＋）で血清クレアチニンは1.4 mg/dL（基準値：0.7〜1.2 mg/dL）でした．この血清クレアチニン値からクレアチニンクリアランスが低下していることが分かります．したがって，エナラプリルマレイン酸塩（レニベース®錠）は腎排泄型薬物とみなされるので，必要以上にジアジド体の血中濃度が上がっているのではないかと推測されます．ここで「エナラプリルマレイン酸塩の薬効が増強されていないか？ 副作用が発現していないか？」と考えなければなりま

表1　ACE阻害薬とARBの尿中排泄率と消失型の違い

薬物種	商品名	吸収率	見かけの尿中排泄率	薬物消失型
ACE阻害薬	インヒベース®錠	0.8〜1.0	未変化体0.2，活性代謝物0.39〜0.80	腎排泄型
	レニベース®錠	記載なし	未変化体＋活性代謝物0.52〜0.64	腎排泄型
ARB	ディオバン®錠	0.53	未変化体0.09〜0.14	肝消失型
	ミカルディス®錠	0.50	未変化体0.2％以下	肝消失型

［各薬物の添付文書より引用］

せん．血圧は115/70 mmHgでいつもより低いとのことでした．「めまい，立ちくらみなど血圧低下によって起きる症状は今のところはない」とのことでした．気になるのは，咳が続いていることです．なぜならアンジオテンシン変換酵素（ACE）阻害薬服用時の咳の発現は，ACE阻害薬によるブラジキニン分解抑制という薬理作用に基づく副作用だからです．そこで薬歴の記載は次のようになります．

P#1　レニベース®錠による薬効の増強，副作用発現の可能性

S 腎機能低下を指摘された．とくに夜間に咳が出る．

O レニベース®錠10 mg服用．血清クレアチニン値1.4 mg/dL．血圧115/70 mmHg．

A エナラプリルマレイン酸塩（レニベース®錠）は腎排泄型薬剤であり，腎機能低下時にはジアジド体の血中濃度が上昇する．咳はACE阻害薬の副作用ではないか？

P 1）必要以上の血圧低下に注意．
2）咳が続くようであれば，アンジオテンシンⅡ受容体拮抗薬（ARB）への変更を提案する．

なぜ，ARBへの変更を提案するのでしょうか？　表1のデータをみてください．ACE阻害薬は腎排泄型薬物ですが，ARBは肝消失型薬物です．Aさんは腎機能が低下しているので，降圧薬を肝消失型に変えれば不必要な血中濃度の上昇を防げるのではないかという期待があります．また，ARBはブラジキニンの分解を抑制することがないから，咳の副作用発現が抑えられることも期待されます．

Aさんの降圧薬はレニベース®錠10 mgからディオバン®錠40 mgに変更され，やがて空咳もなくなりました．

しかし，決して肝機能低下者に肝消失型薬物を，腎機能低下者に腎排泄型薬物を使ってはいけないということではありません．もし，使う場合にはよりいっそう肝臓への負荷や腎臓への影響に注意し，症状の観察を続けましょう．肝腎機能に応じた薬物消失型の使用が有用であることは言うまでもありません．

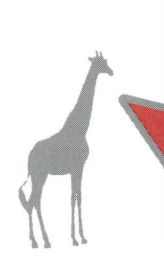

第5章 薬剤選択に役立つ！ 肝消失型と腎排泄型の見分け方

❶慢性疾患によって薬物療法が続けられている場合には，主要な処方薬が腎排泄型薬物か？ 肝消失型薬物か？ を常に考え，把握しておくこと．
❷患者さんに尿量の減少や浮腫，蛋白尿などがないかを定期的に確かめること．
❸処方薬の投与量は患者さんの状況からみて適切かどうかを，常に確かめ判断すること．

もしかしたら，くすりの副作用！？

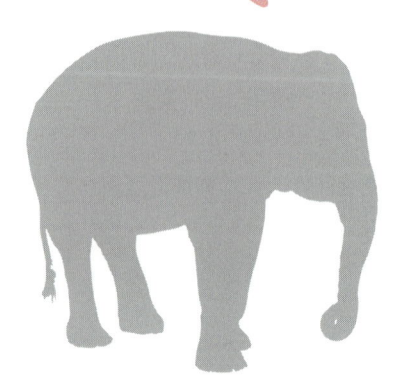

この咳って風邪とは違うのかな？

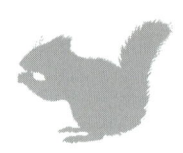

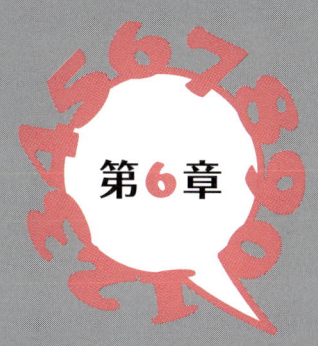

第6章 処方設計に使える！
腎機能低下者への投与量

腎機能低下してる人の投与量を求めるのに「Giusti-Hayton の式」を使うのだけど，それにはその人の Ccr の値が必要なんだ．Ccr が分からないときに「Cockcroft-Gault の式」も役に立つんだよ．

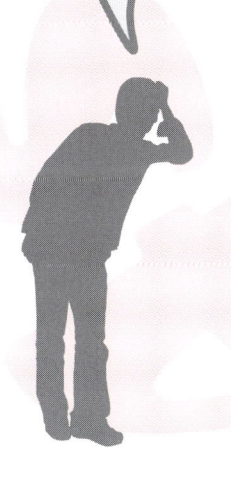

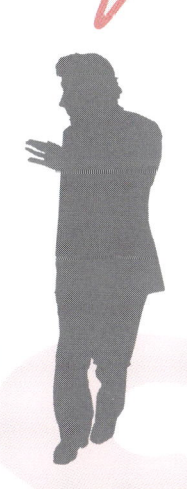

日本腎臓学会プロジェクトの「日本人の GFR 推算式」もありますね．

Q25 薬局で患者さんの腎機能低下を見分けるにはどうすればいいのでしょうか？

> **POINT**
> ①腎機能障害の既往歴および現症を訊ねる．
> ②もし，腎機能障害の既往歴があるということなら，現在尿に蛋白が出ているか，むくみがあるかなどを訊ね，顔面の浮腫などを観察する．
> ③血清クレアチニンや尿素窒素などの検査値を訊ねる．

　25歳を過ぎると，腎臓の血流速度は1年に約1％ずつ自然に減衰していくそうです．血流速度が低下すれば血流量は減りますから，腎機能は低下していきます．いま高齢化社会の到来を目の当たりにしているのですから，腎機能低下者人口は増えていくばかりですね．腎機能が低下してくると，「くすりの排泄はどうなっていくのだろうか？」と不安になってきます．添付文書で「腎機能が低下している場合には慎重に投与すること」という表現をよく見かけていることと思います．いったい『慎重に』って，どうしたらいいのでしょうか？　そこで，このQuestionでは「腎機能が低下した場合にどうするのか？」に迫ります．

　「腎臓を悪くしたことがありますか？」この問いは初めての患者さんには必ず訊いておきたいことですね．もちろん，「肝臓を悪くしたことはありますか？」という問いも同様に重要です．腎臓と肝臓はくすりの消失にとってもっとも重要な臓器なのですから．もし，患者さんが「腎臓を悪くしたことはありません」と答えたら，「今はどうですか？　足がむくんだり，目のふち（瞼）が腫れぼったかったり，尿量が少なくなったことなどはありませんか？」と訊いてみましょう．もし「ありません」ということでしたら，腎臓病の既往歴もなく，現症でもないということで，安心できます．

　もし，「前に腎臓を悪くしたことがある」と言われたらどうしましょうか？　私は「今は尿に蛋白は出ているのですか？」と訊きます．高血圧の患者さんが自分の血圧を知っているように，腎臓を悪くしたことがある患者さんは，尿蛋白の有無を知っていますから，この問いにはすぐ答えてくれます．「今，尿に蛋白は出ていません」と言われれば少し安心ですね．しかし，「今も出ているのです」ということになれば，腎機能低下があるということですから，どうしたらいいのか検討しなければなりません．

　そこで，次に発する問いは「血清クレアチニンや尿素窒素などの腎臓の検査値は知っていますか？」というものです．もし患者さんが知っていて答えてくれたとしたら，その患者さんはかなり病識をもっている患者さんですから，かえって安心です．しかし，通常，この問いに答えられる患者さんは

少ないと思います．でも，心配することはありません．「後でいいですから，検診結果や先生から渡された検査結果を見せていただけませんか？　くすりを飲んでいく上で大事なことですから」とお話しておきましょう．患者さんの検査値は時間をかけて収集していけばいいのです．

　くすりの排泄に関してもっとも重要な検査値ということでは，やはり血清クレアチニン（Scr）だと思います．クレアチニンは，筋肉運動のエネルギー源として重要な役割を果たしているクレアチンが分解されてできた物質です．尿酸や尿素と同様，老廃物の1つです．クレアチニンは尿素と異なり，腎糸球体を通過した後，尿細管での再吸収をほとんど受けずに尿中に排泄されます．

　したがって，糸球体濾過速度が減少すると血清クレアチニン濃度は反比例して上がります．しかし，糸球体濾過速度が50％程度減少しないと血清クレアチニンに反映されず，決して敏感な検査ではありません．血清クレアチニン値は筋肉量に比例するので，通常は女性より男性の方が高い数値が出ます．高齢者では年齢とともに糸球体濾過速度が減少しますが，筋肉量も減少するのでクレアチニン値にはあまり反映されません．血清クレアチニンの基準値は男性0.7〜1.2 mg/dL，女性0.5〜0.9 mg/dLです．

　尿素は蛋白質が肝臓で処理された最終産物で，血液によって腎臓に運ばれ，糸球体で濾過されて尿中に排泄されます．血中尿素窒素（BUN）とはこの尿素に含まれる窒素分のことです．腎臓の機能が低下すると本来は捨てられるべきBUNが排泄されなくなって血液中に増えます．ただし，明らかにBUNが上昇するのは腎機能が1/4以下になってからなので，軽度の腎機能障害の判定には適しません．基準値は8〜20 mg/dLです．

　クレアチニンやBUNは腎機能が半分以下にならないと上がらないので，腎臓の糸球体機能の変化を正確に知るためにはクレアチニンクリアランス（Ccr）を調べます．これはクレアチニンを含んだ血液が糸球体で1分間に何mL濾過されるかを表します．基準値は91〜130 mL/分[1]ですが，私はいつも100 mL/分にしてしまいます．通常は24時間の完全な蓄尿をしなければならないので，なかなか調べられませんが，2時間の短時間蓄尿法や血清クレアチニンから簡便にCcrを計算するCockcroft-Gault法や日本腎臓学会が提唱するGFR推算式などの種々のノモグラムが開発されています．GFR（glomerular filtration rate）は糸球体濾過量（GFR）の略称で，腎機能を直接反映する値です．クレアチニンは，糸球体濾過以外にも一部尿細管分泌によって尿中に排泄されるため，CcrはGFRに比べて若干高値を示すと考えられますが，GFRとの間に強い相関性があることから，臨床ではCcrはGFRの代用として広く用いられているのです．

文　献

1) 高久史麿（監）：臨床検査データブック2011-2012, 医学書院，東京，2011

Q26 加齢は腎機能を低下させると言われているけど，年齢でクレアチニンクリアランスのおおよその推測はできるのでしょうか？

POINT

①加齢は高齢者のクレアチニンクリアランス（Ccr）を低下させる．その低下率は，下記の計算式によって推測される．
②25歳を過ぎると，Ccrは1.0%/年の割合で低下する．

Ccr低下率 ＝（年齢－25）×1.0%

高齢者のクレアチニンクリアランス（Ccr）の低下を推測し，それによって適正な投与量を考えてみましょう．

症例はBさん，79歳男性，高血圧，帯状疱疹です．Bさんは，バルサルタン（ディオバン®錠）40 mgで高血圧治療中ですが，帯状疱疹にかかり，抗ヘルペスウイルス薬ファムシクロビル（ファムビル®錠）の成人常用量が投与されました．処方は下記の通りです．ファムビル®錠の投与量は適切でしょうか？

Rp
①ディオバン®錠40 mg，1回1錠，1日1回朝食後服用，30日分
②ファムビル®錠250 mg，1回2錠，1日2回朝夕食後服用，7日分

BさんのCcrの低下を推測してみましょう．25歳を超えると，Ccrは約1.0%/年の割合で低下するから，

BさんのCcr低下率 ＝（年齢－25）×1.0%
　　　　　　　　　＝（79－25）×1.0%
　　　　　　　　　＝ 54.0%

となります．BさんのCcr低下率は54.0%と推測されるので，健常成人のCcrを100 mL/分とすると，46 mL/分と推測されます．ファムビル®錠の添付文書には，表1に示す腎機能に応じた減量の目安の表があります．

Bさんは79歳と高齢ですが，腎臓の疾患はなく腎機能の自然低下のみと考えられることから，表1に示されたCcr 40〜59 mL/分を採用すると，1回500 mg, 1日2回の投与量が推薦されます．したがっ

表1 腎機能に応じたファムビル®錠の減量の目安

クレアチニンクリアランス（Ccr） （mL／分）	調節した用法・用量
≧60	1回500 mgを1日3回
40〜59	1回500 mgを1日2回
20〜39	1回500 mgを1日1回
＜20	1回250 mgを1日1回

注）外国人における成績をもとに設定した．

[ファムビル®錠の添付文書より引用]

て，処方の投与量は適切であることが分かります．

　高齢者は，中枢神経系に作用する薬剤に関しては感受性が亢進していることも多く，少量から投与されることが多いのですが，抗菌薬や抗生物質の場合，高齢者は免疫力が低下している場合もあることから，成人常用量が投与されることも多いのです．

（80 − 25）× 1％ ＝ 55％．腎機能は半分以下に低下しているね．

うちのおばあちゃんは今80歳だから……

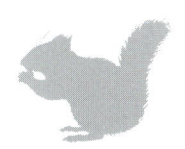

Q27 高齢者の場合，体内からくすりが消失するのにどのくらいかかるのでしょうか？

> 高齢者の体内から，腎排泄と肝代謝によって薬物が消失し，薬効がなくなるのには，消失半減期の10倍の時間が必要である．
>
> 高齢者の体内薬物の薬効消失時間 ＝ 健常者の消失半減期×10

　米国のRitschel教授はお医者さんですが，世界的に有名な薬物動態学者でもあります．通常は「血中からくすりが消えるのは消失半減期の5倍である」と言われていますが，彼は高齢者の場合，くすりの代謝能と排泄能は健常者に比べて低下しているため，くすりがほぼ完全に体内から消えるには「消失半減期の10倍かかる」と言っています．高齢者の場合は健常者の消失半減期（$t_{1/2}$）の10倍くらい経過しないとくすりの効果が残存している可能性があるため，安全性を考慮しなければならないという意味であると思われます．彼の膨大なデータと注意深い観察の結果の結論であるから，尊重し少し考えて見ましょう．

　さて，症例はAさん，70歳男性，糖尿病，排尿障害です．

Rp
①アマリール®錠3 mg，1回1錠，1日1回朝食後服用，14日分
②グラクティブ®錠50 mg，1回1錠，1日1回朝食後服用，14日分

　Aさんはグリメピリド（アマリール®錠）3 mgで糖尿病治療中，DPP-4阻害薬シタグリプチンリン酸塩水和物（グラクティブ®錠）50 mgが加わり，2週間服用したところ低血糖が発現してしまいました．とりあえずグラクティブ®錠が中止されました．これから，どういうプランでAさんの糖尿病に対処して行ったらいいかをみんなで考えてみたいと思います．

　まず，シタグリプチンリン酸塩水和物（グラクティブ®錠）の性格と消失半減期について検討してみましょう．シタグリプチンリン酸塩水和物は，尿中未変化体排泄率が約0.8の腎排泄型薬物です．したがって，腎機能低下時には定常状態の血中濃度が上がるし，消失半減期も延長しますので要注意です．

表1 シタグリプチンの動態パラメータと腎機能との関係

	健常 ($n=82$)	軽度の腎機能障害 ($n=6$)	中程度の腎機能障害($n=6$)	重度の腎機能障害 ($n=6$)	血液透析の必要な患者($n=6$)
AUC$_{0-\infty}$ (μM・時) 平均の比	4.40±0.832 —	7.09±0.988 1.61	9.96±1.95 2.26	16.6±4.82 3.77	19.8±6.06 4.50
C$_{max}$(nM) 平均の比	391±123 —	527±79.1 1.35	560±137 1.43	684±183 1.75	556±113 1.42
t$_{1/2}$(時間)	13.1±2.23	16.1±0.487	19.1±2.08	22.5±2.71	28.4±8,18
腎クリアランス (mL/分) 平均の比	339±87.3 —	242±34.0 0.71	126±28.1 0.37	60.2±19.2 0.18	該当なし 該当なし

AUC：血中濃度−時間曲線下面積，C$_{max}$：最高薬物血中濃度

［グラクティブ®錠の添付文書より引用］

表2 慢性腎臓病（CKD）の病期（ステージ）分類

病期	1	2	3	4	5
GFR	90〜	60〜89	30〜59	15〜29	〜15
説明	腎障害は存在するが，GFRは正常または亢進	腎障害が存在し，GFR軽度低下	GFR中程度低下	GFR高度低下	腎不全

GFR：糸球体濾過量(mL/分/1.73m^2)

　25歳を境にして，クレアチニンクリアランス（Ccr）は1年につき1％の低下が推測されますので，70歳のAさんのCcrは約45％の低下が予測されます．健常成人のCcrを100 mL/分とすると，AさんのCcrは，55 mL/分くらいと予測されます．そこで，Aさんの腎機能の低下の程度から考えて，消失半減期はどの程度延長しているのだろうか？ と考える必要があります．グラクティブ®錠添付文書には上記の表1があります．

　AさんのCcrは約55 mL/分と予測されます．この値は表2の慢性腎臓病の病期分類からみると中程度の腎機能障害と予測されます．この場合のt$_{1/2}$は19.1±2.08時間ですから，19.1時間としましょう．そうするとAさんの体内消失時間は，

$$体内消失時間 = t_{1/2} \times 10$$
$$= 19.1時間 \times 10 = 191時間 \fallingdotseq 7.9日$$

です．したがって，8日間グラクティブ®錠を中止するとシタグリプチンは体内からほとんど消失しますので，アマリール®錠3 mgを2 mgに減量して再度グラクティブ®錠50 mg併用を開始するというプランが考えられます．もちろん血糖値を測りながら早めにグラクティブ®錠の併用を開始することも考えられます．

文　献

1) Ritschel WA（原著），守田嘉男（監訳）：老年期の薬物病態学，薬業時報社，東京，1991

Q28 高齢者の消失半減期を推測することはできるでしょうか？

POINT
①高齢者の消失半減期($t_{1/2}$)は高齢者のクレアチニンクリアランス(Ccr)と尿中未変化体排泄率(f_u)から推測できる．
②推測式は下記のとおりである．

$$高齢者\,t_{1/2} = \frac{若年者\,t_{1/2}}{1 - f_u\left(\dfrac{若年者\,Ccr - 高齢者\,Ccr}{若年者\,Ccr}\right)}$$

　高齢者の消失半減期($t_{1/2}$)は，若年者の消失半減期を，加齢によるクレアチニンクリアランス(Ccr)の低下によって体内に残ったくすりの量の投与量に対する比率で割ったものとして得ることができます．すなわち，Ccrの低下が大きいほど，またそのくすりの尿中未変化体排泄率(f_u)が大きいほど消失半減期延長の度合いは大きくなります．

　症例はNさん，69歳女性，うっ血性心不全です．Nさんは体重50 kgで，Ccrが30 mL/分です．1ヵ月くらい前からジゴキシン(ジゴシン®錠)0.125 mg/日を投与されていますが，腎機能が低下していることから，腎排泄型薬物であるジゴキシンの消失半減期の延長が心配です．Nさんのジゴキシン消失半減期はどのくらい延長されているのでしょうか？　また，それによって何が予測され，それに対してどうしたらいいでしょうか？　なお，ジゴキシンのf_uは0.75，若年者の$t_{1/2}$は36時間，若年者のCcrを100 mL/分としましょう．

$$\begin{aligned}
高齢者\,t_{1/2} &= \frac{若年者\,t_{1/2}}{1 - f_u\left(\dfrac{若年者\,Ccr - 高齢者\,Ccr}{若年者\,Ccr}\right)} \\
&= \frac{36\,時間}{1 - 0.75\left(\dfrac{100\,\text{mL/分} - 30\,\text{mL/分}}{100\,\text{mL/分}}\right)} \\
&= 75.8\,時間 \\
&≒ 約76\,時間
\end{aligned}$$

このように若年者のジゴキシン消失半減期は36時間ですから，高齢者は約2倍の76時間に延長していることが分かります．そうすると定常状態到達時間は約16日間に延長していることが分かります．もう1ヵ月間投与されているのでジゴキシン血中濃度は定常状態に達しています．ジゴキシンの定常状態血中濃度を推測してみましょう．

消失半減期から，消失速度定数（k_{el}）は，

$$k_{el} = 0.693 / t_{1/2} = 0.693 / 76時間$$

$$≒ 0.009/時$$

であることが分かります．分布容積（V_d）はジゴシン®のインタビューフォームの9.51 L/kgを採用すると，V_d = 9.51 L/kg × 50 kg = 475.5 L です．ジゴキシンバイオアベイラビリティ（F）を0.7，塩係数（S）を1.0とすると，Nさんの定常状態での平均薬物血中濃度（$C_{ss·ave}$）は下記の式で推測できます．

$$C_{ss·ave} = \frac{F × S × Dose/\tau}{V_d × k_{el}} = \frac{0.7 × 1.0 × 0.125 mg ÷ 24時間}{475.5 L × 0.009/時}$$

$$≒ 0.00084 mg/L = 0.84 ng/mL$$

Dose：投与量，τ：投与間隔

約0.9 ng/mLくらいがジゴキシン定常状態での平均薬物血中濃度のベストではないかとも言われていますし，心不全があればもっと低い濃度でも効果的ですので，0.84 ng/mLはちょうどいい値であると言えます．POSによるSOAP薬歴は下記のようになりました．

P#1　ジゴシン®定常状態薬物血中濃度の上昇リスク

S 吐気，嘔吐はありません．

O Ccr 30 mL/分と腎機能低下あり．ジゴシン®0.125 mg錠の投与．

A 消失半減期が76時間に延長していると考えられる．過量を危惧して，$C_{ss·ave}$を推測してみると0.84 ng/mLと算出され，有効血中濃度域で推移していると思われる．**S**の内容から，現在のところ副作用の出現はなさそう．

P ジゴキシン血中濃度の測定が必要かもしれない．もし高ければ投与量の減量か，投与間隔の延長を提案しよう．

Nさんはうっ血性心不全があることから，ジゴキシンへの感受性が亢進していることが予測されます．主治医と相談した結果，Nさんのジゴキシン血中濃度を測定することになりました．現在，心不全は回復傾向にあります．

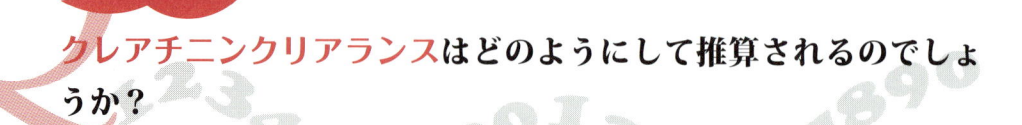

Q29 クレアチニンクリアランスはどのようにして推算されるのでしょうか？

①Cockcroft-Gaultの式で，年齢と体重と血清クレアチニン値（Scr）からクレアチニンクリアランス（Ccr）を推定する．
②日本腎臓学会GFR推算式は，18歳以上に適応されます．
（男性）　e-GFR（mL/分/1.73 m²）= 194×Scr$^{-1.094}$×年齢$^{-0.287}$
（女性）　男性×0.739

Cockcroft-Gaultの式は，男性の血清クレアチニン（Scr）からクレアチニンクリアランス（Ccr）を推測する下記の式です．女性の場合は男性の値の0.85倍です．高齢者は加齢により筋肉が減衰していますので，Scrは正しい腎機能と比較して少し低めに出るとされています．しかし，Scr，年齢と体重を使って簡便にCcrを推定可能なもっともポピュラーな式として広く用いられています．

$$Ccr = \frac{(140-年齢)\times 体重}{72 \times Scr} \quad [男性の場合（女性は男性の×0.85）]$$

例えば，50歳の女性で，体重が56 kg，Scrは1.5 mg/dLの患者さんのCcrをCockcroft-Gaultの式から求めてみましょう．

$$Ccr = \frac{(140-50)\times 56}{72\times 1.5}\times 0.85 ≒ 39.7\ mL/分$$

この患者さんは，基準値を100 mL/分とすると糸球体の濾過率は元の約40％に低下していると予測されます．
日本腎臓学会が提唱する推算式で，この患者さんのGFRを計算してみましょう．

$$\begin{aligned}推算GFR（e-GFR） &= 194\times Scr^{-1.094}\times 年齢^{-0.287}\times 0.739\\ &= 194\times 1.5^{-1.094}\times 50^{-0.287}\times 0.739\\ &= 29.9\ mL/分/1.73\ m^2\end{aligned}$$

e-GFRの"e"は，"estimated"の頭文字で「推定された」の意味です．また，1.73 m²は成人の標準体表面積を示しています．

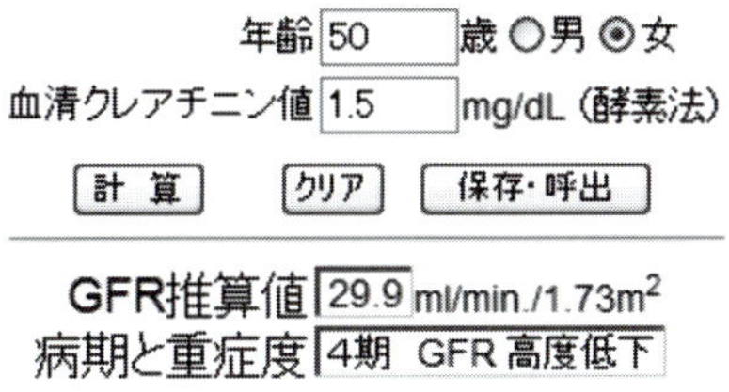

```
                     年齢 50   歳 ○男 ◉女
           血清クレアチニン値 1.5  mg/dL（酵素法）
                [計 算] [クリア] [保存・呼出]
                ─────────────────────
           GFR推算値 29.9 ml/min./1.73m²
           病期と重症度 4期 GFR高度低下
```

図1　日本腎臓学会GFR推算

［Keisanホームページ〈http://keisan.casio.jp/has10/SpecExec.cgi〉より推算］

　式中の指数項はコンピューターがなければ計算は困難です．そこでインターネット上で公開されている推算式に年齢，Scr値，性別を入力します[1]．そうすると瞬時に図1のように，推算GFR（e-GFR）値とともに慢性腎臓病の病期と重症度が示されます．これは，愛知県腎臓病協議会の専門家が自作したプログラムです．出力結果から，この患者さんの腎機能はステージ4の高度低下と判断されます．

　もし，GFRを正確に測定するためには，イヌリンなどの検査薬を投与した後に24時間の蓄尿を行わなければなりません．一方，e-GFRは年齢，Scr値と性別のみで算出でき，標準体表面積で補正されていることから，GFRの低下率を簡便に推定するにはきわめて有用です．しかし，GFRそのものを評価するには，その患者さん自身の体表面積を考慮する必要があります．なお，体表面積は体重と身長から類推することが可能です．

　「どんなくすりでも腎機能低下時には消失が遅延するのか？」というと，それは違います．気をつけなければならないかどうかは，「くすりがどこで消失していくのか？」ということにかかっています．体内からのくすりの消失が，肝臓で代謝されて薬効を失い消失するか（一旦肝臓で代謝されて活性型になり，それがさらに代謝される場合も含む），薬効を保持したまま未変化体で尿中から体外に排泄され消失するか，それとも肝臓と腎臓の両方から消失するかの3つに1つです．

　図2に，くすりが体内から消失していく場合の基準になる薬物動態値を示しました．それらは尿中未変化体排泄率（f_u）と肝抽出率（E_h）です．くすりが腎臓から消失するか，肝臓から消失するかということは，薬物動態にとってとても重要なことです．それによって腎排泄型薬物か，肝消失型薬物かに分かれるからです．最初の目安はf_uです．

　もし$f_u>0.7$であれば，くすりは主に腎臓から排泄され消失していきますので，消失が腎機能に依存する腎排泄型薬物です．このf_u値が高ければ高いほど腎機能低下の影響を受けやすいので，腎機能低下時には要注意です．一方，もし$f_u<0.3$ならば，くすりの消失は肝代謝能に依存する肝消失型薬物です．肝消失型薬物は，初回通過効果を表すE_hがもし$E_h>0.7$と大きければ，肝血流量に依存しますし，もし$E_h<0.3$と小さければ，肝臓の代謝能に依存します．つまり，これらの肝消失型薬物は腎機能低下の影響をあまり受けないのです．では$0.4\leq f_u\leq 0.6$のくすりはどうなのか？　いう疑問が湧いてきます．これらは，いわゆる肝腎消失型薬物と言われるくすりですから，肝臓と腎臓の両方か

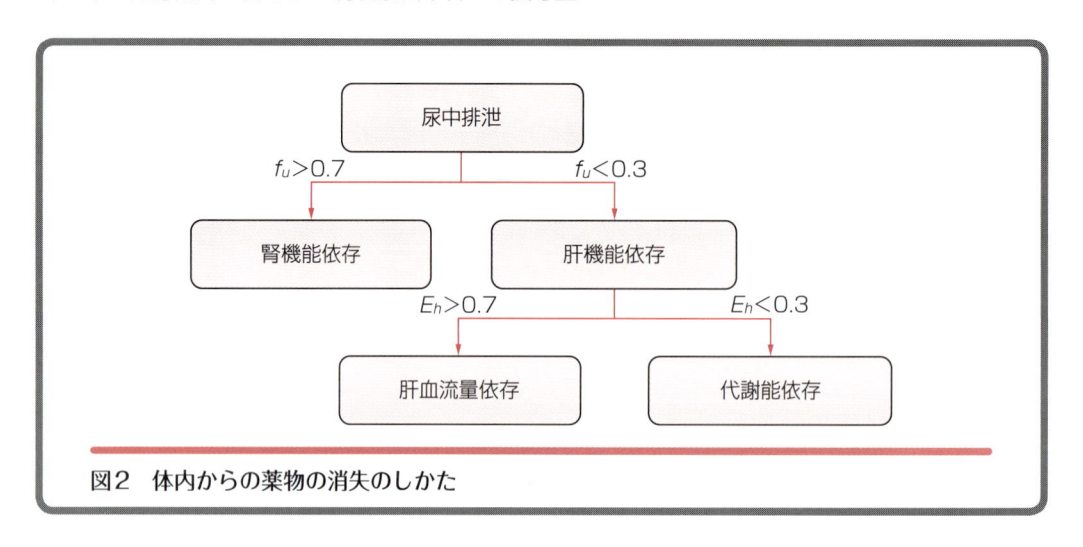

```
                    尿中排泄
         f_u>0.7  ↙    ↓    ↘ f_u<0.3
        腎機能依存      肝機能依存
                 E_h>0.7 ↙    ↘ E_h<0.3
              肝血流量依存    代謝能依存
```

図2 体内からの薬物の消失のしかた

表1 尿中未変化体排泄率が高いくすり

	商品名	f_u
抗うつ薬	リーマス®錠	94.6%[*1]
強心薬	ジゴシン®錠	60～70%[*2]
抗不整脈薬	アミサリン®錠	31～56%[*1]（75～90%）
抗不整脈薬	サンリズム®カプセル	75～86%[*1]
β遮断薬	テノーミン®錠	90%[*1]（50%）
利尿薬	ラシックス®錠	ほとんどが未変化体[*1]
H_2受容体遮断薬	タガメット®錠	59.8%[*1]
H_2受容体遮断薬	ガスター®錠	21～49%[*1]
気管支拡張薬	スピリーバ®吸入用カプセル	74%[*1]
抗パーキンソン病薬	ビ・シフロール®錠	87.6%[*1]
ニューキノロン系抗菌薬	クラビット®錠	79.6%[*1]

（ ）内はバイオアベイラビリティ値，[*1]添付文書，[*2]インタビューフォーム

ら消失していきます．当然ながら腎機能低下の影響は受けますから，それなりの注意が必要です．表1に各社の添付文書とインタビューフォームからf_uが高いくすりを拾い出しました．

　f_uは通常，体内に入った薬物量のうちどのくらいの量が未変化体で尿中に排泄されるのかを示す値です．気をつけなければならないのは，投与量に対する割合ではなく，体内循環に入ったくすりの吸収量に対する割合であるということです．ですから，真のf_uを知るには，投与量にバイオアベイラビリティをかけて，投与量を補正しなければなりません．そのくすりが腎排泄型かどうかの判断は，分母を投与量ではなくて吸収量で判断する必要があります．もし，代謝物に活性があったとしたらその割合も分子の未変化体排泄量に含めて判断しなければなりません．

ファモチジン（ガスター®錠）のf_uは21〜49%と記載されているので，肝消失型薬物のようにみえます．ところが，添付文書に静脈注射ではf_uは57.8〜96.4%とありますから，腎排泄型薬物であることが分かります．プロカインアミド塩酸塩（アミサリン®錠）は投与量に対するf_uが31〜56%ですが，バイオアベイラビリティは75〜90%です．仮にf_uを56%，バイオアベイラビリティを75%として補正すると，56%／75%≒0.746ですから，腎排泄型薬物であることが分かります．さらにプロカインアミドの活性代謝物N-アセチルプロカインアミドも尿中に排泄されます．表1ではアテノロール（テノーミン®錠）のみが吸収率に対するf_uで，他はすべて投与量に対する比率です．

文　献

1) Keisanホームページ：腎臓の働き（GFR）を推算〈http://keisan.casio.jp/has10/SpecExec.cgi〉（2011/8）

Q30 腎機能低下者と健常者の薬物総クリアランスが分かれば，腎機能低下者の投与量を求めることはできるのでしょうか？

> **POINT**
> ①一次消失速度過程が成立するくすりであれば，若年者の薬物総クリアランスと高齢者の薬物総クリアランスが分かれば，高齢者の投与量を求めることができる．
> ②高齢者の投与量は若年者と高齢者の薬物総クリアランス比から，下記の式によって求めることができる．
>
> $$高齢者投与量 = 若年者投与量 \times \frac{高齢者薬物総クリアランス}{若年者薬物総クリアランス}$$

　高齢者は総クリアランスが減少し定常状態血中濃度の上昇をきたし，副作用や中毒が現れやすい．そこで，一次消失速度過程が成立するくすりの場合には，若年者と高齢者の薬物総クリアランスの比から高齢者の投与量を決定することができます．

　症例はSさん，65歳男性，逆流性食道炎で，医師はファモチジン（ガスター®錠）を投与したいとのことです．しかし，Sさんは，血清クレアチニン値が1.3 mg/dL，体重60 kgで腎機能低下があります．ガスター®錠の若年者常用量を40 mg/日とし，腎機能健常者のクレアチニンクリアランス（Ccr）値を100 mL/分とした場合の，Sさんの適切なガスター®錠の投与量を求めてみましょう．

　まず，Cockcroft-Gaultの式によってSさんのCcrを推測してみます．

$$\begin{aligned}
Ccr &= \frac{(140 - 年齢) \times 体重(kg)}{72 \times Scr(mg/dL)} \\
&= \frac{(140 - 65) \times 60\,kg}{72 \times 1.3\,mg/dL} \\
&\fallingdotseq 48.1\,mL/分
\end{aligned}$$

　次に腎臓学会のGFR推算値をコンピュータープログラムで求めてみましょう（図1）．GFR推算値は43.9 mL/分/1.73 m²で，この患者さんの体表面積は標準値（1.73 m²）と仮定すると，Cockcroft-Gault式よりは4 mL/分ほど低くなります．

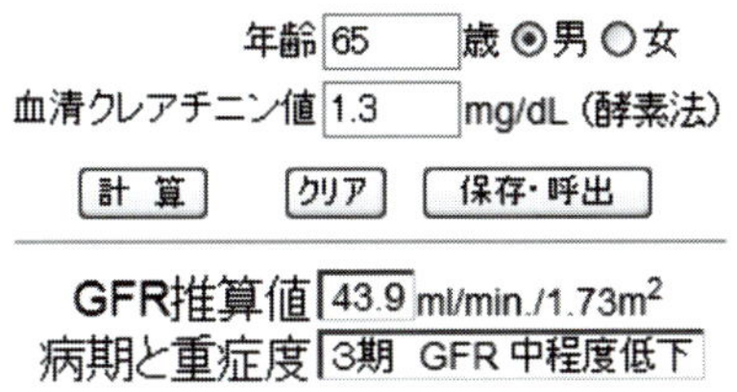

```
年齢 65 歳 ●男 ○女
血清クレアチニン値 1.3 mg/dL (酵素法)
[計算] [クリア] [保存・呼出]
GFR推算値 43.9 ml/min./1.73m²
病期と重症度 3期 GFR中程度低下
```

図1　日本腎臓学会GFR推算値
［Keisαnホームページ〈http://keisan.casio.jp/has10/SpecExec.cgi〉より推算］

表1　ガスター®20 mgを静脈内投与したときのパラメータ

平均Ccr値 (mL/分/1.48 m²)		$t_{1/2}$ (時間)	AUC (ng・時/mL)	CL_{tot} (mL/分)
98.9	n=7	2.59	857	412
73.8	n=9	2.92	909	381
49.2	n=5	4.72	1,424	242
10.3	n=10	12.07	4,503	84

［ガスター®錠の添付文書より引用］

　ガスター®錠の添付文書に表1があります．これはガスター®注のデータですが，薬物総クリアランスの比を使うだけですので経口投与時でも使えます．

　この表1には薬物総クリアランス（CL_{tot}）のデータがあります．これを利用して，Sさんのガスター®錠投与量を決定してみましょう．Cockcroft-Gaultの式によって，SさんのCcrは48.1 mL/分と計算されていますから，表1の平均Ccr値49.2 mL/分のときのCL_{tot} 242 mL/分を採用しましょう．若年者のCL_{tot}は平均Ccr 98.9 mL/分のときの412 mL/分を採用しましょう．

$$高齢者投与量 = 若年者投与量 \times \frac{高齢者薬物総クリアランス}{若年者薬物総クリアランス}$$

$$= 40 \text{ mg} \times \frac{242 \text{ mL/分}}{412 \text{ mL/分}}$$

$$\fallingdotseq 23.5 \text{ mg}$$

となります．Sさんは23.5 mg/日のファモチジン投与で若年者と同様の効果が現れることが分かりました．実際はガスター®錠20 mg/日が投与されました．

Q31 腎機能が低下したときのくすりの投与量を決定できるGiusti-Hayton法とはどんな方法でしょうか？

① Giusti-Hayton法は，腎排泄型薬物の投与量はその薬物の尿中未変化体排泄率（f_u）と患者さんのクレアチニンクリアランス（Ccr）から求めることができるという理論である．

② 腎機能低下者の投与量［Dose(r)］は，腎機能健常者の投与量（Dose）から腎機能低下によって体内に留まるであろうくすりの量を推測し，その量を腎機能健常者の投与量から差し引いたものである．

③ 数式で表すと下記の式になる．

$$\text{Dose}(r) = \text{Dose} - \text{Dose} \times f_u\left[\frac{\text{Ccr} - \text{Ccr}(r)}{\text{Ccr}}\right]$$

Ccr(r)：腎機能低下者のクレアチニンクリアランス
Ccr：腎機能健常者のクレアチニンクリアランス

　腎機能低下者の薬物投与設計理論としてもっともよく使われるのはGiusti-Hayton法です．これは「腎機能低下時の薬物投与量は，腎機能健常者の投与量から腎機能低下が原因で体内に残る薬物量を引いたものである」という至極単純明快な理論です．数式で表すと次のようになります．

$$\text{Dose}(r) = \text{Dose} - \text{Dose} \times f_u\left[\frac{\text{Ccr} - \text{Ccr}(r)}{\text{Ccr}}\right]$$

　［Ccr－Ccr(r)］／Ccrは腎機能の低下率を表していますね．この値と，腎機能健常者の投与量（Dose），およびそのくすりの尿中未変化体排泄率（f_u）の積は，腎機能低下によって体内に残存する薬物量を表します．この量を腎機能健常者の投与量から引いていますから，腎機能低下者の適切な投与量になります．つまり，常用量を投与したときと同じ平均血中濃度を示す投与量になります．この投与量は患者さんのCcr(r)が小さければ小さいほど，f_uが大きければ大きいほど小さくなります．このようにGiusti-Hayton法は患者さんのCcr（または血清クレアチニン）と投与されるくすりのf_uさえ分かれば，誰でもどこでも利用できる優れた投与設計理論です．

　有用な方法論として，Cockcroft-Gaultの式とGiusti-Hayton法を学びました．CockcroftさんとGaultさんは，「血清クレアチニンからクレアチニンクリアランス（Ccr）を計算する方法」を教えてく

れました．GiustiさんとHaytonさんからは，「尿中未変化体排泄率と患者さんのCcrから腎機能低下者のくすりの投与量を決める方法」を教わりました．このように偉大な仕事を共同で成し遂げた4人の先人の科学者たちに心から感謝したいと思います．きっと世界中でかなり多数の患者さんが救われていることでしょう．

簡単簡単！ 通常の投与量から過剰となるくすりの量を引くだけの話だよ．

Giusti-Hayton法って，むずかしそうな名前ですね……

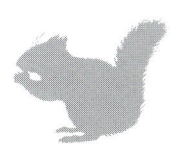

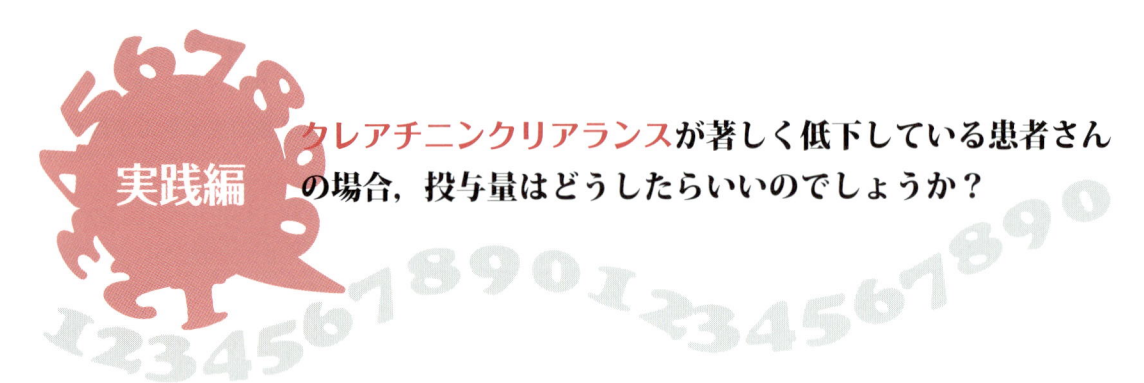

実践編

クレアチニンクリアランスが著しく低下している患者さんの場合，投与量はどうしたらいいのでしょうか？

今から30年以上前のお話です．

症例はYさん，44歳女性，体重50 kg，高血圧，糖尿病で入院治療をしていましたが，心不全を発症しました．それは私が病院薬局に勤務するようになって3年4ヵ月経った頃の，1978年4月27日のことです．内科の医師が薬局にやってきました．医師は「心不全でデスラノシド（ジギラノゲン®注）0.4 mgを4日間注射しているが，悪心・嘔吐がひどくなってくる．しかし，これは心不全の悪化なのか，ジギタリス中毒なのか分からない．血中濃度を測ることで判断できないだろうか？」ということでした．酵素免疫法のようなデスラノシドの血中濃度測定法はまだ確立しておりませんでしたし，クロマトグラフィーもありませんでした．私は「どんな患者さんですか？」と訊ねました．患者さんは44歳の女性Yさんでした（図1）．

Yさんは，血清クレアチニン（Scr）が，2.84 mg/dLと高く，クレアチニンクリアランス（Ccr）は13 mL/分と著しい低下がありました．基準値は80〜100 mL/分ですから，かなりの低下です．医師

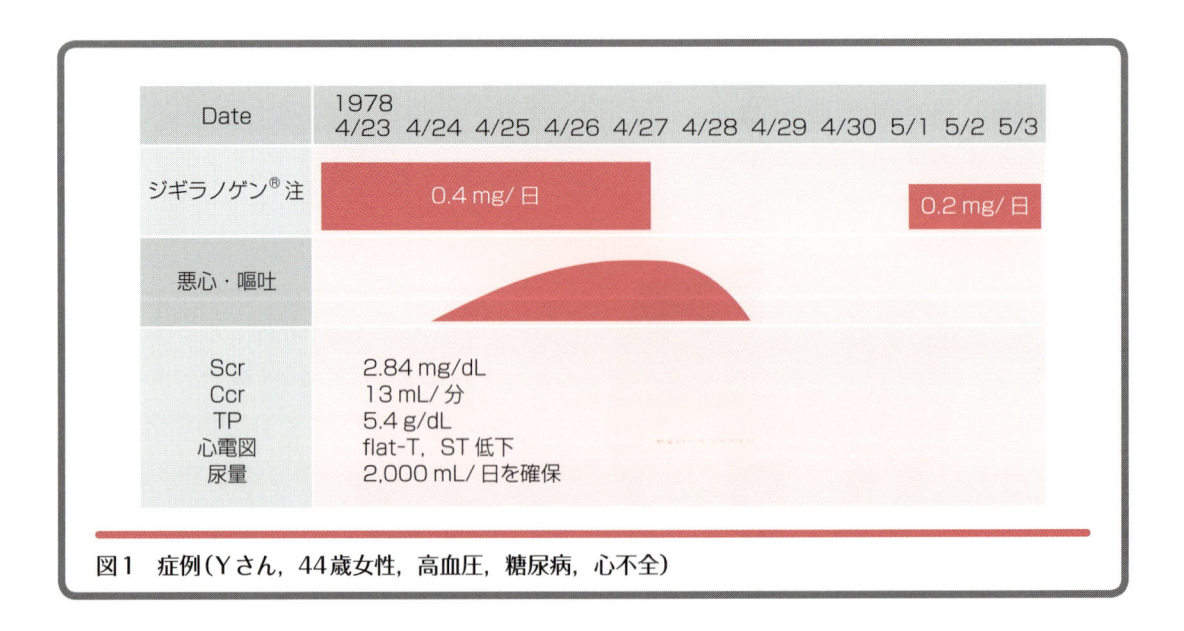

Date	1978 4/23	4/24	4/25	4/26	4/27	4/28	4/29	4/30	5/1	5/2	5/3
ジギラノゲン®注		0.4 mg/日								0.2 mg/日	
悪心・嘔吐											
Scr Ccr TP 心電図 尿量	2.84 mg/dL 13 mL/分 5.4 g/dL flat-T，ST低下 2,000 mL/日を確保										

図1 症例（Yさん，44歳女性，高血圧，糖尿病，心不全）

は「尿量が確保されているのでデスラノシドは排泄されている」と思っていました．「先生，くすりの排泄は尿量ではなくクレアチンクリアランスに比例しますから，この患者さんはジギタリス中毒だと思います．それに血漿総蛋白（TP）が低いですから，遊離型のデスラノシドが増えて中毒症状を増強している可能性も否定できません」とお話ししました．しかし，医師は納得しません．そこで，「では，この患者さんの適切なデスラノシドの投与量を計算してみましょう」とお話ししました．私は腎機能低下者の適切な投与量を計算するGiusti-Hayton法をすでに手に入れていました．デスラノシドの尿中未変化体排泄率（f_u）は0.62でした．腎機能健常者のCcrは100 mL/分としました．

$$\text{Dose}(r) = \text{Dose} - \text{Dose} \times f_u \left[\frac{\text{Ccr} - \text{Ccr}(r)}{\text{Ccr}} \right]$$

$$= 0.4 \text{ mg} - 0.4 \text{ mg} \times 0.62 \times \frac{100 \text{ mL/分} - 13 \text{ mL/分}}{100 \text{ mL/分}}$$

$$\fallingdotseq 0.184 \text{ mg}$$

Giusti-Hayton法によると，Yさんへの適切なデスラノシド（ジギラノゲン®注）の投与量は0.184 mg/日でした．「先生，この患者さんの適切な投与量は0.184 mg/日ですから，現在の半分以下でいいと思います」とお話ししました．しかし，医師は『適切な投与量を，計算によって決めること』に納得できませんでした．実は医師は消化器科の専門医で循環器に関してはそれほど詳しいわけではありませんでしたので，カルテと心電図をもって大学病院の同級生である循環器科の専門医を訪ねました．その専門医は実は私の高校の同級生で，すでに私の薬剤師仲間と一緒に薬物動態学の勉強会である「ジゴキシン研究会」を立ち上げ，一緒に勉強をしていたのでした．

循環器科の専門医は「どれどれ，データを見せて下さい」と言いながら，「菅野さんはどう言っているのだ？」と訊いたそうです．当院の医師は，「菅野さんは『ジギタリス中毒だ』と言っています」とお話ししたそうです．詳細に検討した結果，循環器科の専門医は「心電図にflat-TやSTの盆状低下もみられることから，やはりジギタリス中毒でしょう」と判断しました．

病院に帰ってきた医師とお話しして，「とにかくここはデスラノシド（ジギラノゲン®注）投与を中止しよう」ということになり，3日間中止しました．幸い2日目には消化器症状が消え，心不全の悪化も見られませんでした．そこで，4日目の5月1日からデスラノシド（ジギラノゲン®注）を半分の0.2 mgの点滴投与で再開されました．POSのSOAP薬歴を書くとしたら下記のようになるのでしょうか．

P#1　消化器症状はジギラノゲン®による中毒か？　心不全の悪化か？

S　デスラノシドの血中濃度を測れないか？（医師）

O　ジギラノゲン®注0.4 mg投与5日目，悪心・嘔吐増強．Ccr 13 mL/分，TP 5.4 g/dL，尿量2,000 mL/日．

A　デスラノシドの排泄は尿量ではなくCcrに比例するので，ジギタリス中毒だろう．Giusti-Hayton法によるジギラノゲン®注の適切な投与量は0.184 mgである．

P いったん中止後，ジギラノゲン®注0.2 mgの投与を提案．

　それにしてもCcrという検査法を考えた人はすごいなあと思います．25歳を超えるとCcr値は10年ごとに約10％ずつ低下するそうです．私ももう少しで腎機能が45％低下することになります．そうするとCcrは55 mL/分で計算すればいいわけですね．私がCockcroftさんとGaultさん，そしてGiustiさんとHaytonさんの4人の外国の先人の方たちのお世話になる日ももうすぐでしょう．なんとか腎機能を維持しながら，腎排泄型薬物の服用には注意をしたいと思っています．

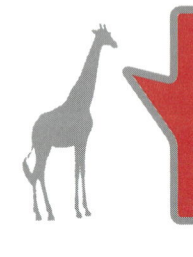

❶腎機能が低下している患者さんの年齢，体重，血清クレアチニン値を把握する．
❷Cockcroft-Gault法により患者さんのクレアチニンクリアランス値を求める．
❸使用されるくすりの尿中未変化体排泄率と腎機能健常者の常用量を求め，Giusti-Hayton法にて腎機能が低下している患者さんの投与量を求める．

第7章

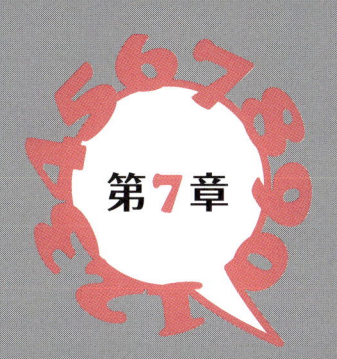

よく遭遇する！

高齢者への投与

お年寄りへの腎排泄型のくすり投与はとくに注意しなくちゃね……

およそ25歳を超えると，クリアランス値が1年で1%ずつ低下していくらしいよ？

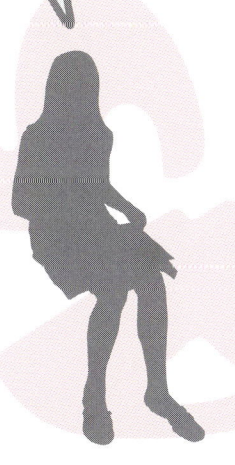

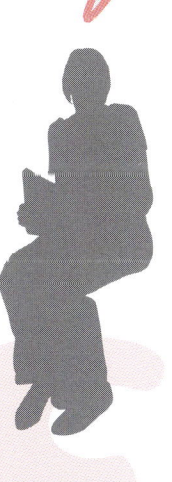

Q32 加齢によってどんな生理学的変化が現れるのでしょうか？

> ①加齢による生理的な機能の減少は誰も避けられない．
> ②とくに腎機能の低下は一定の速度で進行する．
> ③除脂肪体重（全体重のうち，体脂肪を除いた筋肉や骨・内臓などの総量）の減少，脂肪組織の増加，血清アルブミンの低下は薬物動態を変化させる．

　女性は4人に1人が65歳以上の高齢者であるそうです．かくいう私も69歳で紛れもなく前期高齢者です．でも自分としては高齢だとは少しも思っていません．「まだまだ若い」と思っています．米国では前期高齢者をyoung oldと呼ぶそうですから，私はまだyoungです．ちなみに後期高齢者はold oldで90歳を過ぎるとsuper oldだそうです．old oldはいかにもoldですが，super oldはかっこいいですね．そこまでなんとか行ってみたいものです．

　ヒトの生理的機能は加齢に伴って確実に減少していきます．おそらくは高齢者の薬物動態は成人とは異なっているはずだと考えるのが自然です．ところが高齢者の薬用量はいまだに成人用量が使われているように思います．これでよいのでしょうか？

　加齢による老化からは誰も逃れることができません．不平等が目立つこの世の中で，等しく老化はやってきます．基礎代謝率や肺活量などの生理的機能は年齢にかかわらず一定の割合で減少していきます．こういう速度過程をゼロ次速度過程といいましたね．ところが疾病によって高低はあるものの，死亡率は年齢が高くなればなるほど上昇します．つまり，加齢による死亡率は一次速度過程に従っていることが分かります．この2つは重要です．「老化は疾病の悪影響により起こるのではない」ことを示していて，老化は万人に共通することで，誰も避けることができない法則です．通常現れる加齢による生理的な変化を表1に示しました．

表1　加齢による生理的な変化

①消化管機能の低下
②除脂肪体重の減少
③脂肪組織の増加
④血漿アルブミンの低下
⑤糸球体濾過速度（GFR）の低下
⑥肝血流量（Q_h）の低下

薬物動態にもっとも大きな影響を与える加齢による生理的機能の変化は，腎機能の低下です．なぜなら，多くのくすりは未変化体あるいは代謝物として，糸球体濾過あるいは尿細管分泌を通して腎臓から排泄されるからです．高齢者は例え腎疾患がなくても腎血流量が低下し，それに伴い腎機能が低下します．腎機能が低下すると腎臓から排泄されるくすりは排泄されにくくなります．

クレアチニンクリアランス（Ccr）の基準値は70〜130 mL/分です．仮に，100 mL/分を基準とすると，50 mL/分の場合は50％排泄が低下すると考えられますし，30 mL/分の場合では腎機能は1/3に低下していると推測できます．

う〜む……hyper old？？

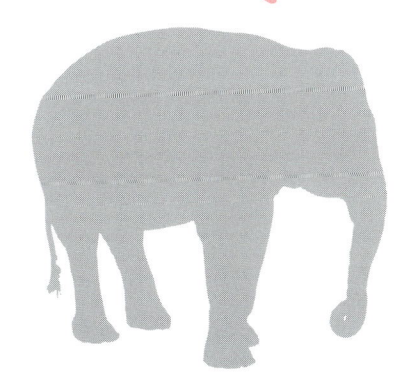

90歳超えたらsuper oldですって！ 100歳を超えたらどう呼ぶんですかね？

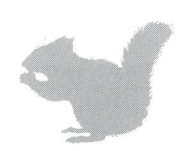

Q33 加齢はADME（吸収，分布，代謝，排泄）にどんな影響を与えるのでしょうか？

①薬物の消化管吸収はほとんどが受動拡散によるので，加齢による吸収率の低下はあまり見られない．
②分布容積の変化および血漿アルブミン値の低下は，薬効を増強したり，副作用を発現することがある．
③肝血流量・肝機能の低下は肝消失型薬物の蓄積をもたらし，薬効の増強，副作用の発現に結びつきやすい．
④腎機能低下による薬物消失の遅延は，腎排泄型薬物の薬効の増強，副作用の発現に結びつきやすい．

図1にアムロジン®錠服用後の老年高血圧症患者と若年健常者の血中アムロジピン濃度を示しました．このように，たった6人のデータ（$n = 6$）なのに，老年高血圧症患者の血中濃度は若年健常者よ

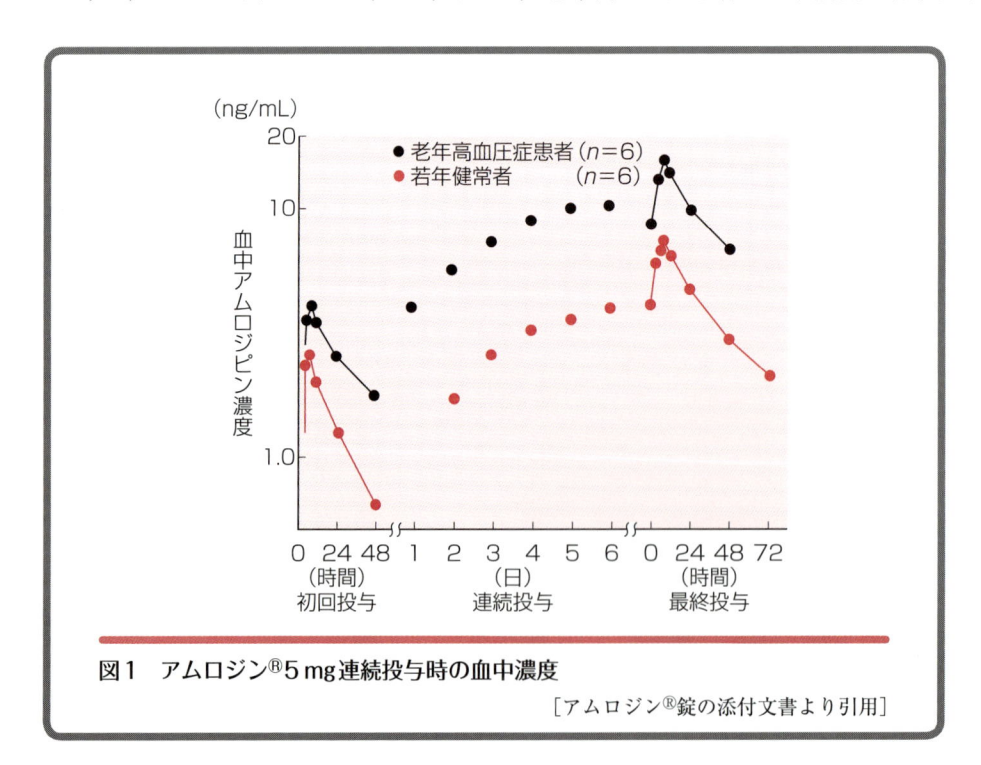

図1 アムロジン®5 mg連続投与時の血中濃度

［アムロジン®錠の添付文書より引用］

り確実に高くなります．なぜそうなのでしょうか？　それは，高齢者と若年者のくすりのADME，つまり吸収（Absorption），分布（Distribution），代謝（Metabolism），排泄（Excretion）が異なるからです．

　それでは，実際に高齢者のADMEがどうなっているのかを検証してみましょう．くすりの吸収は生物学的利用率つまりバイオアベイラビリティ（F）で評価されます．加齢は胃内容排出時間を延長し，腸蠕動を低下させるなど薬物吸収に影響を与えそうな変化を起こします．しかし，加齢によるバイオアベイラビリティの変化はいくつかの薬物で観察されてはいますが，くすりの吸収に対して大きな変化は与えないようです．

　加齢による分布の変化は特徴的です．それは除脂肪体重が減少して，脂肪組織が増加することにより起きます．水溶性薬物の場合は，除脂肪体重の減少により分布容積の減少が引き起こされ，薬物血中濃度が上昇します．脂溶性薬物の場合は，脂肪組織の増加により血中濃度低下がもたらされ，薬物は脂肪組織に蓄積します．両者とも，薬効の増強や副作用につながります．さらに各臓器の血流速度の減少と血漿アルブミンの低下は，蛋白結合率の低下を招き，とくに高肝抽出率の薬物では，非結合型分率を高めて，薬効の増加，副作用の発現につながることがあります．

　加齢による肝血流量と肝機能の低下は，薬物代謝の低下をもたらします．そして，高肝抽出率薬物の初回通過効果を減少させます．それらは薬物血中濃度を上昇させ，過剰効果の発現や副作用を起こします．また，高齢者は多剤併用されることが多く，共通した薬物代謝酵素で代謝される場合には薬物相互作用を発現することがあります．これらの高齢者への薬物代謝の影響が，効果や副作用の発現をさらに複雑にします．

　加齢による消失の遅延は，腎機能低下によるものがもっとも影響が大きいと言えます．腎機能の低下は腎排泄型薬物のクリアランスを低下させます．これは消失半減期の延長を招き，薬効の延長や副作用の持続をもたらします．

　今まで述べてきた加齢による薬物動態の変化に対してどう対処したらいいのでしょうか？　私は次のように考えています．

①加齢により脳重量が低下する高齢者の場合，脳脊髄関門を容易に通過する薬物（脂溶性薬物）は過剰投与になりやすいので，少量から投与を開始し，慎重な観察を行う．
②25歳を過ぎると，腎機能がクレアチニンクリアランス値で1％/年の割合で低下する．したがって腎排泄型薬物では，加齢による薬物総クリアランスの低下に応じて薬物投与量を減らす．
③高齢者にとくに注意が必要なくすりを把握し，投与を避けるなど工夫をしたり，加齢に応じた薬物投与設計を行う．

　以降のQuestionで，これらに対する答えを見つけて行きたいと思います．

Q34 高齢者にはどんなくすりを投与してはいけないのでしょうか？

> **POINT**
> ①Beers Criteria[1]：1991年米国で，Beersらによって「65歳以上の高齢者にとって望ましくない薬剤」としてリストアップされた．最新は2003年版がある．
> ②高齢者の安全な薬物療法ガイドライン2005[2]：日本老年医学会が発表した「高齢者に対してとくに慎重な投与が要する薬剤のリストと解説」が参考になる．Beers Listに対応するものとして作成された．
> ③Beers Criteria Japan[3]：2008年4月，今井が発表したBeers Criteriaの日本版．Beers Listを引き継ぎつつ，いくつかのくすりを加えた．

　米国のBeersさんたちが，1991年に「65歳以上の高齢者にとって望ましくない薬剤」を3段階に分けてリストアップしました．これは世界的に見て画期的なことで，高齢者に対する薬物投与基準のルーツになりました．この基準をBeers Criteriaと称し，現在2003年改訂版が出されています．2003年版は，「表1（高齢者には一般的に使用を避けるくすり）と表2（特定の疾患，病態において使用を避けるくすり）」の2つに分けられました．

　Beers Criteriaでは表1に示されるとおり，血液凝固障害があったり，抗凝固療法を行っていればアスピリン，非ステロイド抗炎症薬（NSAIDs），ジピリダモール，チクロピジン塩酸塩，クロピドグレル硫酸塩の投与は望ましくないとされています．

　なぜなら，「これらのくすりは凝固時間を延長させ，INR（international normalized ratio，プロトロンビン時間の国際標準比）を上昇するとともに血小板凝集抑制作用が妨げられて，出血の危険が迫る

表1　Beers Criteriaの記載

Disease or Conditions	Blood clotting disorders or receiving anticoaglant therapy
Drug	Aspirin, NSAIDs, dipyridamole, ticlopidine, and clopidogrel
Concern	May prolong clotting time and elevate INR values or inhibit platelet aggregation resulting in an increased potentials for bleeding.
Severity Rating	High

［Fick DM et al：Arch Intern Med **163**（22）：2716-2724, 2003より引用］

表2 高齢者に対してとくに慎重な投与を要する薬物のリスト

系統	薬物(一般名)	商品名	理由,主な副作用	代替薬
降圧薬(中枢性交感神経抑制薬)	メチルドパ	アルドメット	徐脈,うつ	長時間作用型カルシウム拮抗薬,アンジオテンシン変換酵素阻害薬,アンジオテンシンⅡ受容体拮抗薬,少量の利尿薬
	クロニジン	カタプレス	起立性低血圧,鎮静,めまい	
降圧薬(ラウオルフィア)	レセルピン	アポプロン	うつ,インポテンツ,鎮静,起立性低血圧	
降圧薬(カルシウム拮抗薬)	短時間作用型ニフェジピン	アダラート,セパミット,ヘルラートなど	過降圧,長期予後悪化	
血管拡張薬	イソクスプリン	ズファジラン	より効果の明らかな代替薬あり	リマプロスト,ベラプロスト,シロスタゾール,サルポグレラート
強心配糖体	ジゴキシン(≧0.15mg/日)	ジゴキシン,ジゴシン	ジギタリス中毒のリスク増大	低用量
抗不整脈薬	ジソピラミド	リスモダン,ノルペース,カフィール	陰性変力作用による心不全,抗コリン作用	上室性不整脈に対してジギタリス,カルシウム拮抗薬(ベラパミル,ジルチアゼム),β遮断薬,心室性不整脈に対して,ジソピラミドはメキシレチン,アミオダロンは代替薬なし
	アミオダロン	アンカロン	致死的不整脈の誘発,高齢者での有用性不明	
抗血小板薬	チクロピジン	パナルジンなど	顆粒球減少,血小板減少,出血傾向,下痢,皮疹,無顆粒球症	クロピドグレル,アスピリン
睡眠薬(バルビツレート系)	ペントバルビタール	ラボナ	中枢性副作用,依存性	非ベンゾジアゼピン系薬剤(ゾルピデム,ゾピクロン),短時間作用ベンゾジアゼピン系薬剤(ロルメタゼパム),抗ヒスタミン剤(ヒドロキシジン),抗うつ薬(トラゾドン)など
	アモバルビタール	イソミタール	同上	
	バルビタール	バルビタール	同上	
	合剤	ベゲタミンA,ベゲタミンB	中枢性副作用,抗コリン作用	
睡眠薬(ベンゾジアゼピン系)	フルラゼパム	インスミン,ダルメート,ベノジール	過鎮静,転倒,抗コリン作用,筋弛緩作用,長時間作用	
	ハロキサゾラム	ソメリン	同上	
	クアゼパム	ドラール	長時間作用型	
	トリアゾラム	ハルシオン	健忘症状	
抗不安薬(ベンゾジアゼピン系)	クロルジアゼポキシド,ジアゼパムをはじめとするベンゾジアゼピン系抗不安薬	コントール,バランス,セルシン,セレナミン,セレンジン,ホリゾンなど	過鎮静,転倒,抗コリン作用,筋弛緩作用,長時間作用	タンドスピロン,SSRI
抗うつ薬	アミトリプチリン,イミプラミン,クロミプラミンなどの三環系抗うつ薬	トリプタノール,トフラニール,アナフラニールなど	抗コリン作用,起立性低血圧,QT延長	SSRI(フルボキサミン,パロキセチン),SNRI(ミルナシプラン),トラゾドン,ミアンセリン
	マプロチリン	ルジオミールなど	抗コリン作用,より安全な代替薬あり	
抗精神病薬(フェノチアジン系)	チオリダジン,レボメプロマジン,クロルプロマジンなど	メレリル,ヒルナミン,レボトミン,コントミン,ウィンタミンなど	錐体外路症状,抗コリン作用,起立性低血圧,過鎮静,チオリダジンはさらに併用禁忌多剤	非定型抗精神病薬(リスペリドン,ペロスピロン,オランザピン,クエチアピン,チアプリド)

[日本老年医学会:高齢者の安全な薬物療法ガイドライン2005,メジカルビュー,東京,2005より転載]

から」とあります．しかし，実際にはワルファリンカリウムが投与されていても，これらのくすりは併用される場合があります．私達はこれらの併用に関して疑義照会はしていません．なぜなら，出血傾向は注意深くチェックされ，INRがしっかりと管理されているか，トロンボテストが実施されているからです．

　ただ，くすりの性格上，手術や抜歯などの場合には必ず医師，歯科医師にお話しするよう服薬指導することは大切です．出血傾向が強まると鼻血，皮下出血などが起こりやすくなるからです．高齢者の場合には，本人のみならず家族や介護者に対する指導もしっかり行いましょう．

　今までは，ワルファリンカリウムによる抗血液凝固療法が行われている場合の手術や抜歯の際には，ワルファリンカリウムを中止するのが一般的でしたが，最近ではワルファリンカリウムを中止していた患者に脳梗塞が発症する例も報告されていることから，中止せずに抜歯を行うケースもよくあります．実際，私はワルファリンカリウムを飲んでいます．最近第三大臼歯の神経を抜く治療をしたのですが，歯科医師からも歯科衛生士さんからもワルファリンカリウムの中止は指示されませんでした．

　日本では，鳥羽研二 国立長寿医療研究センター病院長が中心になって作成し，日本老年医学会が2005年に発表した，「高齢者に対してとくに慎重な投与が要する薬剤のリストと解説」があります．これはBeers Listに対応するものとして作成されました．この基準が優れているところは，投与すべきではないと主張したくすりの代替薬を示しているところです（表2）．

文　献

1) Fick DM et al：Updating the Beers criteria for potentially inappropriate medication use in older adults：results of a US consensus panel of experts. Arch Intern Med **163**(22)：2716-2724, 2003
2) 日本老年医学会（編）：高齢者の安全な薬物療法ガイドライン2005，メジカルビュー，東京，2005
3) 国立保健医療科学院ホームページ・疫学部：Beers Criteria日本版＜http://www.niph.go.jp/soshiki/ekigaku/BeersCriteriaJapan.pdf＞（2011/3）

Q35 Beers Criteria Japanって何でしょうか？

> ①消失半減期が長い催眠鎮静薬は転倒・骨折の頻度が高くなるので，中～短期作用型ベンゾジアゼピン系薬が望ましいとしている．
> ②短期作用型ベンゾジアゼピン系薬は，1日当たりの用量が以下に示す用量を超える場合は望ましくないとされている．
> ・ロラゼパム（ワイパックス®）：3 mg
> ・アルプラゾラム（コンスタン®，ソラナックス®）：2 mg
> ・トリアゾラム（ハルシオン®）：0.25 mg
> ・エチゾラム（デパス®）：3 mg
> ③失神または転倒の既往がある場合は短期作用～中間型ベンゾジアゼピン系薬，三環系抗うつ薬，ゾルピデム酒石酸塩（マイスリー®）は使用を避けることが望ましい．
> ④認知症がある場合，ベンゾジアゼピン系薬は望ましくない．認知障害がない場合でもバルビツール酸系薬，抗コリン薬，鎮痙薬，筋弛緩薬，CNS刺激薬の使用は望ましくない．

2008年に国立保健医療科学院の今井博久疫学部長が，「薬の投与量は平均寿命が60歳だったときには，小児と大人で差し障りがなかったでしょうが，しかし，これだけ高齢化が進めば高齢者向けに薬の量が提示されてもいいのではないでしょうか」として，Beers Criteriaの日本版を提案しました[1]．これはBeers Criteria Japanと呼ばれています．Beers Criteria Japanでは，「疾患・病態にかかわらず高齢者が使用を避けることが望ましい薬剤46種類」と，「特定の疾患・病態において使用を避けることが望ましい薬剤25種類」を挙げています．使用を避ける理由は，薬力学的に効果が過剰に現れるものと，薬物動態学的に問題が出てくる場合に分けられます．ここでは薬物動態学的な問題を取り上げてみましょう．

Beers Criteria Japanでは表1に示したように，ジゴキシン，クロルプロパミド，H_2受容体拮抗薬は，薬物動態学的理由で高齢者には使用を避けることが望ましいとされています．

確かにジゴキシンの0.25 mg/日投与は高齢者には負荷が多過ぎるでしょうから，0.125 mg/日は適切な投与量であると思います．しかし，「H_2受容体拮抗薬全体が高齢者に使えない」となると，医師は困るのではないでしょうか？　当薬局では高齢者にファモチジン（ガスター®）錠が投与されることはよくあることです．

表1 薬物動態学的理由で使用を避けることが望ましい薬剤

一般名など	主な商品名	使用を避ける理由
ジゴキシン	ジゴシン®	心房性不整脈治療を除き、0.125 mg/日を超える場合は高齢者の腎クリアランス低下により、毒性発現の危険が高まるおそれがある
クロルプロパミド	アベマイド®	高齢者では半減期が延長するため、遷延性の低血糖を引き起こすおそれがある
H_2受容体拮抗薬	タガメット®ほか	腎機能が低下している高齢者は血中濃度が上昇し、精神症状などの副作用を誘発するおそれがある

［国立保健医療科学院ホームページ・疫学部：Beers Criteria日本版＜http://www.niph.go.jp/soshiki/ekigaku/BeersCriteriaJapan.pdf＞(2011/3)より引用］

表2 Beers Criteria Japanにより高齢者は使用を避けるべきとされた催眠鎮静薬

一般名	主な商品名	消失半減期（時間）
フルラゼパム塩酸塩	インスミン®、ベノジール®、ダルメート®	未変化体：5.9, 活性代謝物：23.6
フルニトラゼパム	サイレース®、ロヒプノール®	$\alpha : 6.8 \pm 0.6$
クロルジアゼポキシド	バランス®、コントール®	6〜10
ジアゼパム	セルシン®、ホリゾン®	$\alpha : 1〜14, \beta : 20〜90$
クアゼパム	ドラール®	$\beta : 36.9$
クロラゼプ酸ニカリウム	メンドン®	データなし
ロフラゼプ酸エチル	メイラックス®	122 ± 21.5
フルトプラゼパム	レスタス®	活性代謝物：190
メキサゾラム	メレックス®	きわめて緩徐
ハロキサゾラム	ソメリン®	データなし
クロキサゾラム	セパゾン®	11〜21

［国立保健医療科学院ホームページ・疫学部：Beers Criteria日本版＜http://www.niph.go.jp/soshiki/ekigaku/BeersCriteriaJapan.pdf＞(2011/3)より引用］

　Beers Criteria Japanで、疾患・病態にかかわらず使用を避ける薬剤として挙げられているのは、消失半減期が長い催眠鎮静薬です。それらのくすりに添付文書などから消失半減期を付け加え表2に示しました。

　これらのくすりは、「長期間にわたり鎮静作用を示すため、転倒および骨折の危険が高くなるから、中〜短期作用型ベンゾジアゼピンの使用が望ましい」とされています。しかし、戸田（廿日市記念病院リハビリテーション科）は[2)]、Beers Criteria Japanについて「長期作用型ベンゾジアゼピン系薬より短期作用型ベンゾジアゼピン系薬の方が転倒および骨折の危険性が少ない由が記載されています。しかし、長期型と短期型における骨折や転倒の危険性に差はみられないというメタアナリシスや総説があります。Leipzigらが行ったメタアナリシス[3)]では、有意差はないものの短期型の方が転倒の危険性が高い傾向にあります」との意見を寄せています。

表3 Beers Criteria Japanにより使用を認められた中〜短期作用型ベンゾジアゼピン系薬の用量

一般名	主な商品名	消失半減期（時間）	1日使用量（mg）
ロラゼパム	ワイパックス®	12	3
アルプラゾラム	コンスタン®, ソラナックス®	14	2
トリアゾラム	ハルシオン®	2.9	0.25
エチゾラム	デパス®	6.3±0.8	3

［国立保健医療科学院ホームページ・疫学部：Beers Criteria日本版＜http://www.niph.go.jp/soshiki/ekigaku/BeersCriteriaJapan.pdf＞(2011/3)より引用］

　確かに，長期作用型のベンゾジアゼピン系薬から短期作用型に替えたとしても，骨折や転倒がなくなるわけではないと思います．くすりの強さによっては短期作用型であっても危険性が大きいものもあるでしょう．

　Beers Criteria Japanに代替薬として推薦された中〜短期作用型ベンゾジアゼピン系薬も1日当たり用量が表3に示す量を超えないこととされていますが，この量は日本人成人の常用量で，高齢者だからとくに少ない量というわけではありません．

文　献

1) 国立保健医療科学院ホームページ・疫学部：Beers Criteria日本版＜http://www.niph.go.jp/soshiki/ekigaku/BeersCriteriaJapan.pdf＞(2011/3)
2) 戸田克広：「高齢患者における不適切な薬剤処方の基準—Beers Criteria の日本版の開発」への質問：長期作用型ベンゾジアゼピン系薬より短期作用型ベンゾジアゼピン系薬のほうが安全なのでしょうか？ 日医師会誌 137(1)：84-91, 2008
3) Leipzig RM et al：Drug and falls in older people：a systematic review and meta-analysis：I. Psychotropic drugs. J Am Geriatr Soc 47(1)：30-39, 1999

Q36 高齢者に注意するくすりは実際に臨床現場では使用されていないのでしょうか？

① Beersによれば、「Beers Criteriaに記載があるくすりが、実際に65歳以上の高齢者の10％に投与されていた」とのことである．
② どんぐり薬局においては、Beers Criteria、「高齢者に対してとくに慎重な投与が要する薬剤のリストと解説」（日本老年医学会）、Beers Criteria Japanに記載のあるくすりが、75歳以上の高齢者の30％に投与されていた．
③ 投与されていた主なくすりは、サンリズム®カプセル、アスピリン®錠、ロヒプノール®錠、ガスター®錠などである．

どんぐり薬局において、Beers Criteria、「高齢者に対してとくに慎重な投与が要する薬剤のリストと解説」（日本老年医学会）、Beers Criteria Japanに記載のあるくすりで後期高齢者に投与されたくすりは、上記に挙げたくすりのほかには、ドグマチール®錠、ジゴシン®錠0.25 mg、パナルジン®錠、メイラックス®錠、セルシン®錠、ナウゼリン®錠、ポラキス®錠、セレネース®錠、ペルサンチン®錠、ミニプレス®錠がありました（表1）．後期高齢者の処方せん枚数は180枚で、そのうち54枚、30％に投与されていました．確かにこれらのくすりは高齢者に注意をすべきくすりではありますが、投与できないわけではないと思います．

Beersさんは「米国では10％程度はBeers Criteriaにリストアップされたくすりが高齢者に投与されている」と言っていますが、どんぐり薬局材木町では30％の患者さんに3基準に記載されたくすりが投与されていました．

個別のくすりでもっとも多かったのはピルジカイニド塩酸塩水和物（サンリズム®）で、処方せんは16枚ありました．Beers Criteriaでは「代替薬があるから」とされていますが、代替薬は明らかにされていません．ピルジカイニド塩酸塩水和物は腎排泄型の抗不整脈薬で一次消失速度過程を示しますし、50 mgの頓服でも有効血中濃度に達します．25 mgカプセルも入手できることから、高齢者でも比較的使いやすいくすりではないかと思います．次いで多かったのは、ワルファリンカリウム使用時のアスピリン（バイアスピリン®）の併用でした．これは例えば心筋梗塞後でステントが入っている場合など、どうしても併用しなければならない場合があると思います．

次いで多かったのはフルニトラゼパム（ロヒプノール®錠）です．確かにフルニトラゼパムのβ相の半減期は長いのですが、連続投与をしない場合にはα相の半減期約7時間で推移します．例えロヒプノール®錠が連続投与されても、3～5日後には定常状態に達し、最高血中濃度は単回投与時の約

表1　後期高齢者に投与された薬（どんぐり薬局材木町）

投与すべきではないと言われている薬	処方せん枚数	Beers Criteria	高齢者の安全な薬物療法ガイドライン2005	Beers Criteria Japan
サンリズム®カプセル	16			代替薬あり
アスピリン®錠	10	凝血障害・抗凝固療法中		凝血障害・抗凝固療法中
ロヒプノール®錠	6			半減期が長い
ガスター®錠	5			せん妄の恐れあり
ドグマチール®錠	4		錐体外路症状	錐体外路症状
ジゴシン®錠	3	中毒増強	ジギタリス中毒	毒性発現
パナルジン®錠	3	代替薬あり	重篤副作用多い	毒性，代替薬あり
メイラックス®錠	1			半減期長い，転倒
セルシン®錠	1	半減期長い	過鎮静・半減期長い	半減期長い，転倒
ナウゼリン®錠	1		錐体外路症状	
ポラキス®錠	1		抗コリン作用	
セレネース®錠	1		錐体外路症状	
ペルサンチン®錠	1	起立性低血圧		起立性低血圧
ミニプレス®錠	1			代替薬あり

30％上昇するのみであることから，「内服薬は比較的安全な睡眠薬である」という感触があります．

次いでファモチジン（ガスター®錠）です．これもBeers Criteria Japanのみの記載です．Beers CriteriaではH₂受容体拮抗薬で要注意との記載があるのはシメチジンのみです．当薬局の上位4剤のくすりをみてみましたが，これらのくすりは，高齢者の安全な薬物療法ガイドライン2005（日本老年医学会）では要注意の記載がないのです．このことから，私は高齢者の安全な薬物療法ガイドライン2005がもっとも現場の状況を反映した指針であるように思えます．

高齢者にロフラゼプ酸エチル（メイラックス®）錠が投与されていた症例を示しましょう．この症例は私が青森にいた頃のもので，Beers Criteria Japanが発表される前のものです．

患者はKさん，72歳の男性，慢性胃炎です．ガスター®錠10 mgを1日2錠，テプレノン（セルベックス®カプセル）1日2カプセルを服用していましたが，3ヵ月前からロフラゼプ酸エチル（メイラックス®錠）1 mgを1日2錠朝夕食後服用が追加になりました．Kさんは最近日中眠いときがあり，昼寝をするようになったそうです．

Rp

①ガスター®錠10 mg，1回1錠
　セルベックス®カプセル，1回1カプセル
　　1日2回朝夕食後服用，30日分
②メイラックス®錠1 mg，1回1錠，1日2回，朝夕食後服用，30日分

Q35の表2に示されるように，ロフラゼプ酸エチルの活性代謝物（脱エチルカルボン酸体＋脱炭酸体）の消失半減期（$t_{1/2}$）は122時間とかなり長いのです．

Kさんは72歳と高齢だから，さらに半減期（$t_{1/2}$）が延長し，定常状態の血中濃度が上がっているのではないかと推測されます．Kさんには，「薬局で，『日中の眠気はメイラックス®のせいではないかと言われた』と先生に伝えてください」とお話ししました．Kさんのメイラックス®は寝る前1錠だけになり，やがて日中の眠気もなくなりました．このように，消失半減期が長くても高齢者に安心して使えるくすりとその服薬方法はあると思います．

実践編

高齢者に注意するくすりを投与する場合はどこに注意すればいいのでしょうか？

症例はOさん，87歳女性，慢性胃炎．Oさんは古くからある造り酒屋の大奥様です．いま，87歳ですが，若いときにはさぞや綺麗だったろうなあと思えるご婦人です．「とくに身体に悪いところはありませんが，慢性胃炎で治療を受けています」とのことでした．

Rp
①デパス®錠0.5 mg，1回1錠，1日2回朝夕食後服用，14日分
②アルファロール®カプセル0.5 μg，1回1カプセル，1日1回朝食後服用，14日分
③ドグマチール®カプセル50 mg，1回1カプセル，1日1回夕食後服用，14日分
④ロヒプノール®錠1 mg，1回1錠，寝る前服用，14日分

Beers Criteria Japanでは，フルニトラゼパム（ロヒプノール®錠）は図1に示されるように「高齢者における消失半減期がきわめて長く，転倒の危険があり，使用を避ける薬」としてリストアップされています．

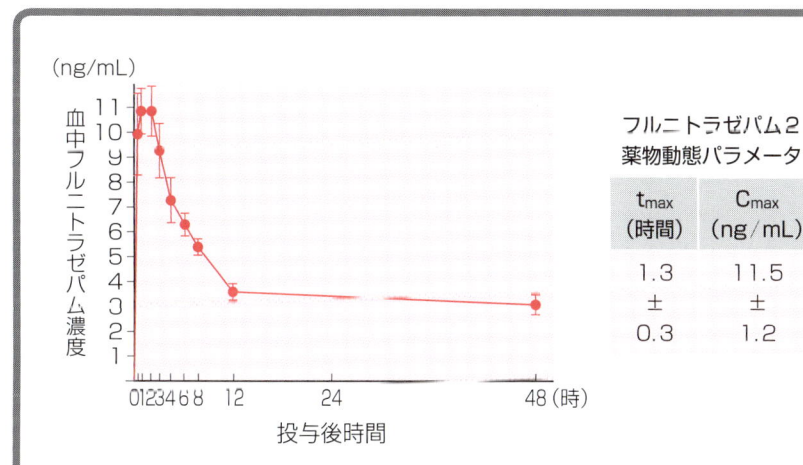

フルニトラゼパム2 mg単回経口投与時の薬物動態パラメータ

t_{max} (時間)	C_{max} (ng/mL)	$t_{1/2}$ (時間)	AUC_{0-24} (ng・時/mL)
1.3 ± 0.3	11.5 ± 1.2	6.8 ± 0.6	116.7 ± 10.6

平均値±標準誤差，$n=5$

図1 フルニトラゼパム（ロヒプノール®錠）の単回服用後の血中濃度と薬物動態値
[ロヒプノール®錠の添付文書より引用]

さらにOさんにはアルファカルシドール（アルファロール®カプセル）が併用されており，骨密度の低下があることが推測されます．図1に健常成人にロヒプノール®錠2mgを投与したときの血中濃度と薬物動態値を示しました．

フルニトラゼパム（ロヒプノール®錠）の血中濃度は二相性に分かれています．消失半減期（$t_{1/2}$）6.8±0.6時間はα相の半減期ですね．β相の半減期はかなり長そうですし，高齢者では薬物排泄能の低下がありますから$t_{1/2}$の延長が起こるかも知れません．

それに併用されているエチゾラム（デパス®錠）の投与量1mg/日はBeers Criteria Japanで服用可能な範囲内ですが，相互作用による眠気増強の可能性も心配の1つです．しかし，よく聞いてみると，Oさんは「日中眠いときはあるが，眠ったことはないし，転んだことはない」と言います．Oさんはロヒプノール®をとても気に入っており，不都合もなさそうです．POSによるSOAP薬歴は下記のようになりました．

P#1　ロヒプノール®錠による転倒，骨折の危険

S 日中眠いときはあるが，転倒したことはない．

O ロヒプノール®錠＋デパス®錠の併用．

A 1) Beers Criteria Japanでは，ロヒプノール®錠は「高齢者は転倒の危険があり，使用を避ける薬」とされている．
2) アルファロール®が併用されている．骨密度低下ありか？

P 転倒しないように，とくに雪道は気をつけるように指導した．

Beers Criteria Japanは高齢者に避けるべきくすりを示したことでは画期的であると思います．しかしながら，Oさんのように問題を感じていないのなら，Beers Criteria Japanを頑なに守るのではなく，医師の処方を尊重しながら，注意深い経過観察をすることが大切です．

高齢者の薬効の増強や副作用の発現を推測し防ぐために，加齢によって変化する薬物動態値に迫りました．まず考慮すべきことは，加齢による生理学的変化でもっとも大きいのが腎機能の低下ということでした．加齢によるADMEの変化では，腎排泄型薬物の血中濃度上昇と除脂肪体重の減少と脂肪組織の増加が主因となる脂溶性薬物の脂肪組織への貯留がありました．それらは高齢者の薬効を増強させ，副作用発現につながります．また加齢に伴い，催眠鎮静薬では消失半減期が延長し，副作用の発現リスクになります．それらを防ぐためには日常の注意深い観察と適切な服薬指導が必要です．

> ❶中枢神経系作用薬は多くが脂溶性薬物であり，脳脊髄関門を容易に通過するので薬理作用の過剰発現が起こりやすく，少量から投与するなど十分注意をする必要がある．
> ❷Beers Criteria Japanには投与を避けた方がよい薬剤として，多くの中枢神経系作用薬が挙げられている．しかし，やむを得ず使用されることもあるので，患者さんに安全かどうか確認して服薬指導をすること．
> ❸日本老年医学会の「高齢者の安全な薬物療法ガイドライン2005」には代替薬の情報がある．それらを参考にしながら高齢者に適切な薬剤を推薦するのもよい選択肢である．

> そうだね．

> 高齢者が注意すべきくすりを知っておくだけでも安心しますね．

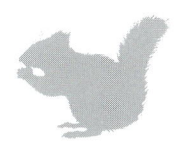

第8章 授乳婦への投与

本当にダメ⁉

> 授乳してる方から,「本当にくすりを飲んでも大丈夫ですか」って聞かれたんですけど……
> たいてい授乳中は避けるようにって書いてあるし,やっぱり飲まないように言った方がいいですか?

> 授乳しているから飲めないくすりって,ごく一部ですよ.
> RID値を求めて確かめてみましょうか.

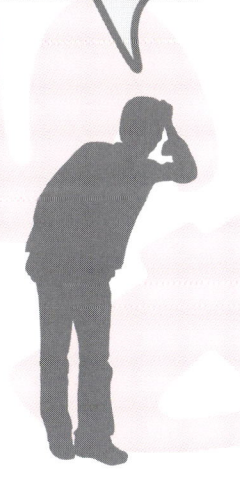

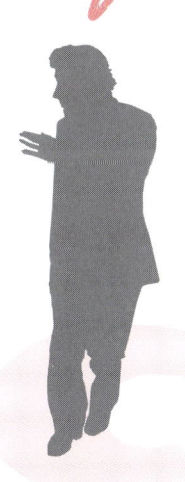

Q37 授乳婦には乳汁へ移行しにくいくすりを薦めたいけど，どこに注目すればいいのでしょうか？

①乳汁中に移行しやすいくすりの性格としては下記が挙げられる．
  1) 脂溶性が高い
  2) 分子量が小さい
  3) 血漿蛋白結合率が低い
  4) バイオアベイラビリティが高い
  5) 薬物消失半減期が長い
  6) 弱塩基性で酸解離定数（pKa）が7.4より大きい
  7) 分布容積が大きい
  したがって，この反対の性格をもつくすりは乳汁中に移行しにくい．
②乳汁中への移行性の指標はM/P比（milk/plasma ratio）である．
③米国小児学会やWHO（世界保健機関）の授乳禁忌のくすりは免疫抑制薬，抗悪性腫瘍薬，放射性医薬品，覚醒剤などごく一部だけである．
④通常のくすりは服用しながらの授乳が可能である．授乳しているから飲めないくすり，飲んでいるから授乳できないくすりは数えるくらいしかない．
⑤服薬しているくすりのRID（relative infant dose）が10％以下であれば，比較的安全に授乳できると考えられる（**Q38**参照）．
⑥乳児平均授乳量は150 mL/kg/日である．

　乳汁中に移行しやすいくすりの性格を挙げました．脂溶性が高いくすりは脂肪滴にくすりが溶け込んでいきますから，乳汁中によく移行します．分子量が200以下の水溶性のくすりはとくによく移行します．M/P比（milk/plasma ratio）はくすりの乳汁中濃度と血中濃度の比ですが，1未満の場合は乳汁移行が少なく，1以上のくすりは大きければその値が大きいほど乳汁中に移行することを意味します．乳汁中に移行するくすりはアルブミンなどの蛋白と結合していない遊離型のくすりのみですから，蛋白結合率が低いくすりは乳汁中によく移行します．バイオアベイラビリティが高いくすりはそれだけ乳汁中に移行する割合が高くなりますし，消失半減期が長いと乳汁中に留まる時間も長くなります．酸解離定数（pKa）とは，水溶液中でイオン化されたくすりとイオン化されていないくすりの割合が等しくなるときのpHを指します．くすりはイオン化している方が水に対する溶解度が高くなります．乳汁のpHは6.6〜7.0ですが，くすりが存在している血漿のpHは約7.4なのです．ですから，

血漿に比べて乳汁中でイオン化率が高い弱塩基性のくすりは乳汁に移行しやすいのです．分布容積が1〜20 L/kgと大きい場合は，分布容積が1.0 L/kgに満たない分布容積の小さいくすりに比べて乳汁中によく移行します．

授乳婦には，この逆の性格のくすりを推薦すれば，乳汁中への移行が少なく比較的安全に授乳できるものと考えられます．つまり，①脂溶性が低く水溶性が高い，②分子量が大きい，③蛋白結合率が高い，④弱酸性で酸解離定数（pKa）がおおむね7以下である，などの物理化学的性質を持ったくすりは，乳汁移行性が低くなり，M/P比が小さくなります。また，⑤バイオアベイラビリティが低い，⑥消失半減期が短い，⑥分布容積が小さく消失速度が大きくなる，などの薬物動態学的な性質を有するくすりであれば，血中濃度やAUCが低くなり，結果として乳汁へ移行する絶対量が少なくなります．

例えば，抗アレルギー薬で言えば蛋白結合率が高いプランルカスト水和物（オノン®），セチリジン塩酸塩（ジルテック®），ロラタジン（クラリチン®）などが推薦されます．鎮痛薬で言えば蛋白結合率が高いジクロフェナクナトリウム（ボルタレン®），イブプロフェン（ブルフェン®），ロキソプロフェンナトリウム水和物（ロキソニン®）などが，乳汁中への移行性は低いです．

米国小児学会やWHOで「授乳禁忌」とされるくすりは，免疫抑制薬，抗悪性腫瘍薬，放射性医薬品，覚醒剤などごく一部だけです．メトトレキサート（リウマトレックス®）などの免疫抑制薬は，関節リウマチを治療しながら妊娠・出産を迎える場合などが考えられるので，授乳婦の服薬はありえますが，そのほかのくすりを飲みながら授乳することはほとんどないと思います．したがって，実際には「授乳しているから飲めないくすり，飲んでいるから授乳できないくすり」など数えるくらいしかないと思われます．授乳という行為は単に赤ちゃんの栄養補給というだけではないらしいのですね．母子のコミュニケーションや心の安定などに大きな役割を果たすとのことです．私は授乳をされた経験はありますが憶えていないし，授乳をすることはできないので残念ですが，薬剤師としてくすりの授乳を考えた場合，なんとか授乳を可能にするくすりを選択するのが，薬剤師の役割ではないかと思います．

Q38 添付文書で「授乳中は投与を避ける」と記載がある場合は，本当に授乳できないのでしょうか？

> ①母親への薬の投与量に対する乳児の薬の摂取量RIDを計算する方法がある．
> ②RIDとはrelative infant dose（RID）のことで，相対的な乳児の薬剤の摂取量を次の式で求める．通常10%以下であれば安全であるとされている．
>
> $$RID = \frac{乳児の摂取量（mg/kg/日）}{母親の投与量（mg/kg/日）} \times 100（\%）$$
>
> ③乳児薬剤摂取量は 乳汁中濃度×哺乳量 で表され，乳汁中濃度＝母親の平均血中濃度×M/P比 で表される．

多摩薬局の宮崎亜紀さんは，「298人の授乳婦について調査した結果，授乳期間に服薬した経験がある授乳婦は185人で62%でした．そのうち医療者から授乳中止を指示された人は59名で授乳婦の19.8%に上りました」と報告しています[1]．5人に1人は「授乳しないでください」と言われているのですね．中止を指示した診療科は，内科36件，歯科7件，産婦人科6件，小児科3件，眼科3件……と続き，薬剤師も1名関与しています（表1）．

宮崎さんによると，「授乳を中止した何人かの人はくすりを服用したまま授乳が可能であった」とのことでした．

表1 授乳中止を指示した診療科（59名／298名中）

内科	36件
歯科	7件
産婦人科	6件
小児科	3件
眼科	3件
整形外科	3件
耳鼻科	2件
外科・助産師・薬剤師	各1件

［宮崎亜紀：都薬雑誌 32（4）：16-20，2010より引用］

症例はNさん，29歳女性，体重55 kg，授乳中です．38.5℃の発熱があり，喉も腫れて赤くなっていました．下記の処方が出されました．

Rp
①サワシリン®カプセル250 mg，1回1カプセル，1日3回毎食後服用，4日分
②シナール®配合錠，1回2錠，1日3回毎食後服用，3日分
③カロナール®錠300 mg，1回1錠，熱が高いときに服用，5個分

しかしNさんは，生後3ヵ月の赤ちゃんに授乳中です．赤ちゃんの体重は6 kgとのこと．Nさんは薬局に来て「この薬を飲んで授乳しても大丈夫でしょうか？」と訊きました．「乳汁から赤ちゃんにくすりが行くのではないか？」というのです．ちなみにサワシリン®カプセルは添付文書上では「授乳回避」ですが，多くのくすりで実は「くすりを飲むのなら，授乳を中止して下さい」と添付文書にあります．サワシリン®カプセルの場合はどうでしょうか？ まず，赤ちゃんのRID（relative infant dose）を求めてみましょう．

アモキシシリン水和物（サワシリン®カプセル）250 mg経口投与2時間後の母親の最高血中濃度は3.68 mg/L（3.68 μg/mL）であると添付文書にあります．ほかには血中濃度のデータがないのでこれを使いましょう．M/P比ですが，添付文書の乳汁中移行は，500 mg単回投与後2〜6時間でtrace〜0.6 μg/mLであったとありますので，250 mg経口投与では0.3 μg/mLであったことになります．したがって，M/P比は 0.3 ／3.68 ≒ 0.08です．

乳児平均授乳量を150 mL/kg/日とすると，赤ちゃんは体重6 kgですから0.9 L/日であることが分かります．授乳時に最高薬物血中濃度だったとすると，赤ちゃんの薬剤摂取量は 3.68 mg/L×0.08×0.9 L／6 kg/日 = 0.044 mg/kg/日 になります．一方，母親の薬剤摂取量は 750 mg／55 kg/日 = 13.6 mg/kg/日 になります．したがってRIDは，

$$\text{RID} = \frac{0.044 \text{ mg/kg/日}}{13.6 \text{ mg/kg/日}} \times 100 \fallingdotseq 0.3\%$$

となり，安全域である10%の1/10以下です．もちろん，授乳中はアモキシシリンが最高血中濃度になっているとは限らず，仮にそうであったとしても血中濃度は時間経過とともに減衰していきます．そのため，赤ちゃんの実際のアモキシシリン摂取量は，0.044 mg/kg/日よりも少ないと考えられますが，安全性を評価する上では，より厳しい基準で判断するのがよいと思われます．

このように，アモキシシリン水和物の常用量を授乳婦に投与しても赤ちゃんに到達するのはわずかであり，安全に授乳できると思います．POSによるSOAP薬歴は下記のようになりました．

サワシリン®カプセル服薬中の授乳の是非

P#1

S 熱があって，喉が痛い．授乳をしているのでくすりを飲んでいいかどうか心配．

O 母親体重55 kg，赤ちゃん体重6 kg．母親のサワシリン®カプセル250 mg服薬2時間後の血中濃度3.68 μg/mLを採用すると，RID ＝ 0.3％で安全域の10％をかなり下回る．

A アモキシシリン水和物は小児にも適応があるし，RIDも低く，服用しながらの授乳は可能である．

P 安心してくすりを服用して，授乳も続けて下さいとお話しした．

Nさんは「ホッ」とした様子で薬局を後にしました．良かったですね．これで安心して授乳ができますね．

文 献

1) 宮崎亜紀：授乳婦の服薬実態調査．都薬雑誌 **32**（4）：16-20, 2010

なるべく授乳禁止にしないよう気遣ってあげたいね．

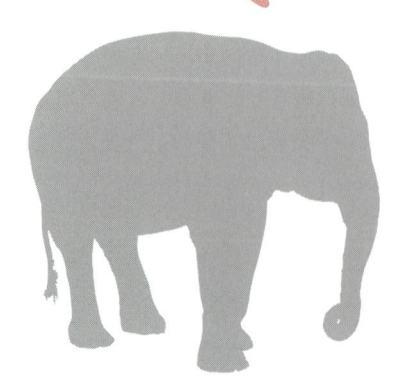

母乳は赤ちゃんとのコミュニケーションの面でもすごく大事．

第9章

論理的に捉える！

相互作用のPK-PD分析

> 薬物相互作用って添付文書にいっぱい書かれてて，ややこしいなあ……

> 薬物動態学的相互作用は予測ができるよ．

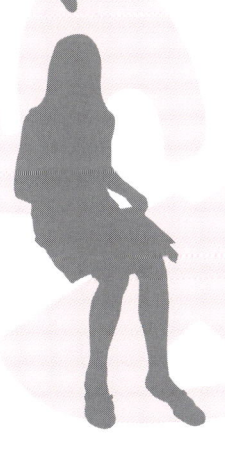

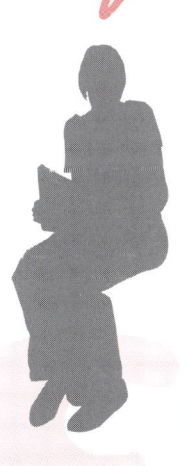

Q39 相互作用を論理的に考えることはできるのでしょうか？

> ①添付文書の薬物相互作用は，1) 薬物動態学的な相互作用と，2) 薬力学的な相互作用に分けられる．
> ②薬物動態学的相互作用は，薬物血中濃度が変化するので予測が可能で対処しやすい．
> ③薬力学的相互作用は薬物血中濃度とは直接関連しないので，予測しにくく対処がむずかしい．

　最近，くすりの効き目が強くなり，副作用も重篤になってきました．使われるくすりの数も増え，1人当たりの処方薬剤数も多くなりました．そして薬物相互作用の様相も複雑になってきたのです．1つひとつの相互作用を頭に入れ，処方せんを一目見て相互作用を予測し，適切な服薬指導を行うことは容易ではありません．どうしたらいいのでしょうか？

　薬物相互作用は，薬物の吸収・分布・代謝・排泄（ADME）が変化する薬物動態学的相互作用と，薬効の相加・相乗作用などの薬力学的相互作用があります．これらの薬物相互作用は，添付文書では「併用禁忌」あるいは「併用注意」という言葉で表現されています．

　薬力学的相互作用は血中濃度の変化とは直接関連しませんから，どのくらいの大きさで相互作用が起きるのかは，併用してみなければ分からないので予測はむずかしいですね．しかし，薬物動態学的相互作用は血中濃度が変化しますから，その程度を予測することができます．そこで，まず添付文書に記載された薬物相互作用が薬力学的な相互作用なのか，薬物動態学的な相互作用なのかを区別することが大切です．

　持効性カルシウム拮抗薬バルニジピン塩酸塩（ヒポカ®カプセル）について検討してみましょう．表1に示したように，ヒポカ®カプセル添付文書中で薬物相互作用によって併用注意とされる薬剤は9種類ありました．そのうち薬力学的相互作用は1つだけで，「他の降圧薬との併用による血圧降下作用の増強」です．他の8つはいずれも薬物動態学的な相互作用でした．

　フェニトイン（PHT）との相互作用では，バルニジピンが蛋白結合部位を占有することによって遊離型フェニトイン濃度を上昇させる可能性があり，またジゴキシンとの併用ではジゴキシン腎クリアランスを低下させるので，必要に応じてPHTやジゴキシンを減量するか，ヒポカ®の用量を調節したり相互作用がない同効薬に変更します．

　残りの6つの相互作用は薬物代謝酵素が関わっていて，5つは代謝酵素を阻害し，2つは代謝酵素を

表1 ヒポカ®カプセル相互作用の薬力学的作用と薬物動態学的作用の区別

相互作用の区別	薬剤名など	臨床症状・措置法	機序・危険因子
薬力学的相互作用	他の降圧薬	血圧降下作用増強	薬理学的相加作用
薬物動態学的相互作用	ジゴキシン	ジゴキシン作用増強→ジゴキシン減量	ジゴキシン腎クリアランス低下
	フェニトイン	1)フェニトイン作用増強→フェニトイン減量 2)ヒポカ®作用減弱→ヒポカ®を増量	1)遊離型フェニトイン増加 2)CYP3A4誘導
	リファンピシン	ヒポカ®作用減弱	CYP3A4誘導
	シメチジン	ヒポカ®作用増強	CYP3A4阻害
	HIVプロテアーゼ阻害薬	ヒポカ®血中濃度上昇	CYP3A4阻害
	アゾール系抗真菌薬	ヒポカ®血中濃度上昇	CYP3A4阻害
	マクロライド系抗菌薬	ヒポカ®血中濃度上昇	CYP3A4阻害
	グレープフルーツジュース	ヒポカ®血中濃度上昇	小腸CYP3A4阻害

［ヒポカ®カプセル添付文書より引用］

誘導することで起こります．このように薬物相互作用の多くは薬物動態学的相互作用に属します．そして薬物動態学的相互作用でもっとも頻度が高いのが薬物代謝酵素阻害です．この薬物代謝酵素阻害が起きると薬物血中濃度が上昇し，薬効の増強や副作用が発現します．薬物相互作用は消失半減期の4～5倍の時間連続投与を繰り返し，定常状態に達したときに発現することが推測されます．そしてその副作用は薬理作用の過剰発現です．

薬物動態学的相互作用を発現するADMEの変化を見てみましょう．吸収過程における薬物動態学的相互作用に大きく影響を与えるのは錯体形成による吸収低下です．例えば，鉄剤との併用によりドキシサイクリン塩酸塩水和物は80～90％の吸収低下が生じます．同様の併用はニューキノロン系抗菌薬とAl^{3+}，Ca^{2+}イオンなどを含む制酸薬にもみられますが，これらを服用する2時間前にニューキノロン系抗菌薬を服用することにより相互作用を回避することができます．H_2受容体拮抗薬やプロトンポンプ阻害薬により消化管内pHが上昇し，アゾール系抗真菌薬のイトラコナゾールや一部のニューキノロン系薬の吸収低下が起きます．これらも服用を2時間ずらすことで回避できます[1]．

分布過程における薬物相互作用を検討してみましょう．通常，くすりの分布容積は血漿体積よりもはるかに大きいのです．したがって，薬物の蛋白結合部位が他剤によって結合置換されて非結合型薬物が一時的に上昇しても，結果として薬効はほとんど変化しないことが分かってきました．現在は蛋白結合の薬物相互作用は臨床的にはそれほど重要でないと考えられています．

すでにヒポカ®カプセルの例で示したとおり，薬物相互作用は薬物代謝過程でもっとも多く発現します．チトクロムP450(CYP)を中心とした酸化的薬物代謝は多くの薬物の消失経路です．つまり，薬効を失う過程で薬物代謝酵素阻害と薬物代謝酵素誘導は多くの薬物相互作用を引き起こします．

文献

1) 佐藤 均：薬物動態学的相互作用．内科88(1)：216-225，2001

Q40 薬物代謝酵素を誘導する場合と阻害する場合ではどんなことが起きるのでしょうか？

> ①薬物相互作用の中で肝排泄型薬物に多く起きるのは酵素阻害と酵素誘導である．
> ②酵素阻害の場合は薬効が強く現れ，副作用発現の危機が増大する．
> ③酵素誘導の場合は薬理作用の発現が遅れ，くすりが効かない状態を招く可能性があるので注意が必要である．

表1に，代謝酵素を介した薬物間相互作用が，ときとして治療効果の大きな変動や重篤な副作用につながる例を挙げました．

表1　薬物相互作用が薬効・副作用に影響を与える例

薬物名	代謝酵素	代謝酵素の阻害・誘導が引き起こす有害作用
ワルファリンカリウム	CYP2C9	（誘導）抗凝固作用の減弱 （阻害）血液凝固の顕著な減弱・出血傾向
テオフィリン	CYP1A2	（誘導）喘息抑制作用の減弱（呼吸困難など） （阻害）致死的な不整脈，痙攣
テルフェナジン，アステミゾール，シサプリド	CYP3A4	（阻害）QT延長，torsades de pointes
シクロスポリン	CYP3A4	（誘導）免疫抑制効果の減弱（移植臓器の拒絶反応）
スタチン類	CYP2C8，2C9，3A4	（阻害）ミオパチー，横紋筋融解症
三環系抗うつ薬	CYP2D6	（阻害）徐脈，精神錯乱
β遮断薬	CYP2D6	（阻害）徐脈，起立性低血圧，心不全悪化，中枢性の副作用（眠気，めまい，協調運動障害）
カルバマゼピン	CYP3A4	（誘導）特異体質的な副作用（発疹，血液疾患，肝障害，催奇形性）
フェニトイン	CYP2C9，2C19	（阻害）中枢性の副作用（眠気，めまい，協調運動障害） （誘導）特異体質的な副作用（血液疾患，結合組織系の障害，肝障害，催奇形性）
バルプロ酸ナトリウム	CYP2A6，2C9	（誘導）特異体質的な副作用（肝障害，催奇形性）
抗悪性腫瘍薬	CYP3A4	（阻害）血液毒性（パクリタキセル），神経毒性（ビンクリスチン硫酸塩）

［前田和哉ほか：薬物間相互作用—Ⅰ（代謝酵素）．分子薬物動態学，杉山雄一ほか（編），p497，南山堂，東京，2008より引用］

代謝酵素を阻害するくすりは該当する肝チトクロムP450（CYP）の各種分子種で代謝される薬物の代謝を阻害し，そのくすりのクリアランスを低下させ，血中濃度を上昇させる可能性があります．したがって，そのくすりの薬理作用が増強され，過度の薬理作用による副作用が現れる可能性があります．逆に，代謝酵素が誘導されると，そのくすりの血中濃度が低下して薬効を発揮できなくなることがあります．

臨床上でもっとも多くみられるのは，併用されるくすりが代謝酵素の結合部位を競合することによる薬物代謝酵素阻害で，元のくすりの血中濃度の上昇につながります．一般に代謝酵素は基質認識性が広く，複数の基質が同じ代謝酵素の結合部位に結合するときに競合しあうことで，互いの代謝を阻害する場合があります．この場合は，代謝酵素への親和性が低い方の薬物の代謝が阻害されます．

こうした競合阻害では重篤な薬物相互作用が起きる可能性があるわけですが，それを事前に予測できれば回避できるでしょう．そのためには，例えばワルファリンカリウムであれば定期的にINR（international normalized ratio）などの血液凝固能を測定します．抗悪性腫瘍薬であれば白血球数を測定します．テオフィリン，シクロスポリン，カルバマゼピン，フェニトイン，バルプロ酸ナトリウムであれば血中濃度を測定します．スタチン類，三環系抗うつ薬，β遮断薬であれば副作用の初期症状を注意深く観察することなどが求められます．

以前，大学の先生と「薬物代謝酵素阻害が怖いか？　代謝酵素誘導が怖いか？」を議論したことがあります．私は「代謝酵素阻害の方が怖い」と主張したのですが，その先生は「代謝酵素誘導の方が怖い」と主張しました．なぜなら，「腎臓移植のときにリファンピシンの酵素誘導で免疫抑制薬が効かなくなり，移植が失敗した症例を2例経験しています」ということでした．なるほど，薬物代謝酵素誘導も怖いですね．

文　献

1) 前田和哉ほか：薬物間相互作用—I（代謝酵素）．分子薬物動態学，杉山雄一ほか（編），p497，南山堂，東京，2008

Q41 抗てんかん薬は併用される場合が多いけど，どこに注意すればいいのでしょうか？

> ①抗てんかん薬はほとんどが肝消失型薬物であるから，酵素阻害，酵素誘導の影響を受けやすい．
> ②フェニトイン，フェノバルビタール，カルバマゼピンなどは酵素誘導薬であり，それ自身あるいは他剤の血中濃度を低下させる．

さて「百聞は一見に如かず」です．薬物相互作用チェックの実際例を示しましょう．

症例はRさん，59歳女性，てんかんでH病院から下記の処方を受けていました．

Rp
> ヒダントール®錠100 mg，1回1錠
> テグレトール®錠200 mg，1回1錠
> 　　　1日2回朝夕食後服用，30日分

ところが，関節リウマチを発症し，A病院から下記の処方を受けるようになりました．

Rp
> ①プレドニン®錠5 mg，1回1錠，1日1回朝食後服用，30日分
> ②タガメット®錠200 mg，1回1錠，1日3回毎食後服用，30日分

　RさんはA病院からの関節リウマチの処方を持参し，どんぐり薬局を訪れました．そして3ヵ月後のこと，Rさんは「プレドニン®を飲み始めたら，てんかん発作が増えたような気がする」と言ってきました．てんかん発作はいわゆる全般発作ではなく，ときどきふっと意識がない瞬間がある複雑部分発作です．

　私はもしかしたら「プレドニゾロン(プレドニン®)の代謝酵素誘導作用で，抗てんかん薬の血中濃度が低下しているかもしれない」と考えて，文献検索をしました．しかし，「デキサメサゾンの代謝酵素誘導によるフェニトイン血中濃度の低下」は報告がありましたが，プレドニゾロンによるものは

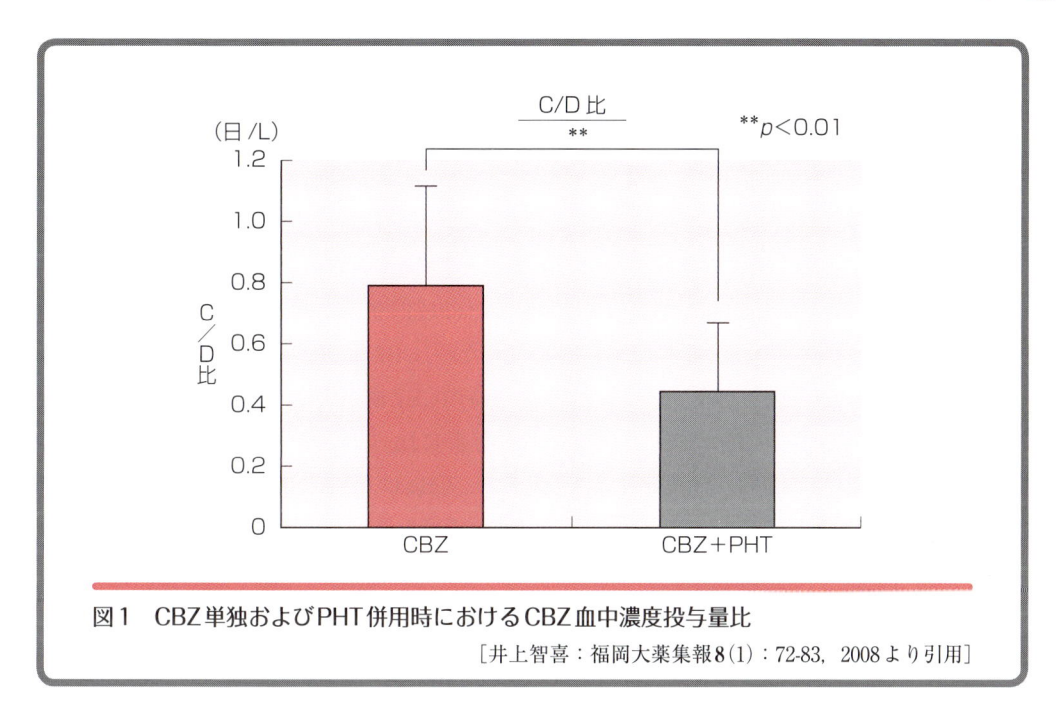

図1 CBZ単独およびPHT併用時におけるCBZ血中濃度投与量比

[井上智喜：福岡大薬集報8(1)：72-83，2008より引用]

ありませんでした．また，誘導作用をもたらすには用量も少な過ぎます．

そこで私はH病院の薬剤師さんにRさんの抗てんかん薬血中濃度を問い合わせました．たまたまその薬剤師が友人だったこともあって，血中濃度の情報を入手することができました．現在は「個人情報保護法のために患者情報を院外に知らせることはむずかしい」と聞いていますが，「ほんとにそれでいいのかなあ」と思ってしまいます．定常状態での平均薬物血中濃度はフェニトイン（ヒダントール®）17.9 μg/mL，カルバマゼピン（テグレトール®）4.6 μg/mLであることが分かりました．

フェニトインの有効血中濃度は10～20 μg/mL[1]ですから，この平均血中濃度17.9 μg/mLはちょうどいい血中濃度ですね．非線形型薬物のフェニトイン血中濃度をうまくコントロールするのは容易ではありません．もしかしたら，A病院から出ているシメチジン（タガメット®）が，フェニトインの代謝酵素を阻害し，うまい具合にフェニトイン濃度が上がっているのかもしれません．しかし，Rさんのカルバマゼピンの平均血中濃度4.6 μg/mLは有効血中濃度4～12 μg/mL[1]の下限です．

Rさんは，「現在でもときおり発作がある」そうですので，もう少しカルバマゼピンの血中濃度を上げる必要があるのかもしれません．とりあえずカルバマゼピン血中濃度を7 μg/mLを目指すのであれば，テグレトール®は一次消失速度過程が成立するくすりですから，投与量は下記の比例式で計算できます．

$$\text{新しい投与量} = \text{現在の投与量} \times \frac{\text{目標血中濃度}}{\text{現在の血中濃度}}$$

$$= 400 \text{ mg} \times \frac{7 \ \mu\text{g/mL}}{4.6 \ \mu\text{g/mL}}$$

$$= 608.7 \text{ mg} \fallingdotseq 600 \text{ mg}$$

H病院の薬剤師さんに「テグレトール®錠を600 mgに増量すること」を提案しましたが，実現されませんでした．投与量が多いと判断されたのかもしれません．臨床の現場はなかなか計算通りにはいかないものですね．RさんはしばらくH病院へ通院していましたが，その後N病院に転院し，そこで処方変更になりました．今でも元気で，どんぐり薬局に関節リウマチの処方せんを持ってきています．

H病院のヒダントール®とテグレトール®の併用について考えてみたいと思います．

カルバマゼピン（CBZ）血中濃度に及ぼすフェニトイン（PHT）併用に関する文献[2]によると，「CBZ単独投与時の血中濃度は$7.1 \pm 1.9\ \mu g/mL$（$n = 47$）でしたが，CBZ + PHTの血中濃度はCBZ $6.2 \pm 2.5\ \mu g/mL$，PHT $8.8 \pm 5.0\ \mu g/mL$（$n = 29$）でPHT併用時のCBZ血中濃度は低い傾向」にありました．そこで両者の血中濃度比をみてみると，「CBZ単独投与群に比べ，CBZ + PHT群はC/D比（血中濃度/投与量の比）が有意に減少した」とあります（図1）[2]．CBZはPHTと併用すると，PHTはCBZを代謝するCYP3A4を誘導することによって，CBZの血中濃度を下げるのですね．

文献

1) Winter ME（著），篠崎 公一ほか（編）：改訂 ウインターの臨床薬物動態学の基礎―投与設計の考え方と臨床に役立つ実践法，じほう，東京，2005
2) 井上智喜：抗てんかん薬の適正使用と薬物動態学的相互作用に関する臨床薬学研究．福岡大薬集報 8(1)：72-83, 2008

実践編

併用禁忌あるいは**併用注意**の処方であった場合，どのように疑義照会すればいいのでしょうか？

　症例はKさん，58歳男性，高コレステロール血症，高血圧．Kさんは2年前から血清総コレステロールが高くなってきました．食事療法をし，好きなビールも控えめにして運動も心がけたのですが，コレステロールは下がりませんでした．当時は280 mg/dL（LDLコレステロール240 mg/dL，HDLコレステロール40 mg/dL）くらいあったそうです．そこでシンバスタチン（リポバス®錠）10 mgで治療が開始されました．徐々に血清コレステロールは下がってきて，230 mg/dL（LDLコレステロール180 mg/dL，HDLコレステロール50 mg/dL）になりましたが，リポバス®錠10 mg/日の投与は継続されています．

　ところが最近体重も増え，血圧が上がってきました．150/95 mmHg程度のことが多いことから，降圧薬を使うことになり，持続性カルシウム拮抗薬アゼルニジピン（カルブロック®錠）8 mg/日が処方されました．

　しかし，困ったことにシンバスタチン（リポバス®錠）とアゼルニジピン（カルブロック®錠）は併用注意です．カルブロック®錠添付文書の薬物動態の項に，「HMG-CoA還元酵素阻害薬との相互作用」について次のような記載があります．

　「健康な成人男子8例（22～34歳）にカルブロック®錠8 mgおよびシンバスタチン10 mgを併用投与したところ，単独投与に比較して血漿中アゼルニジピン濃度はほとんど変化しなかったが，血漿中シンバスタチン濃度はC_{max}およびAUCがそれぞれ1.9倍（1.4～3.5倍），2.0倍（1.6～3.3倍）に増加した．なお，カルブロック®錠8 mgとアトルバスタチンカルシウム水和物10 mgまたはプラバスタチンナトリウム10 mgの併用投与では，血漿中アゼルニジピン濃度にほとんど変化はなく，血漿中アトルバスタチン濃度はC_{max}およびAUCがそれぞれ1.0倍（0.4～2.0倍），1.0倍（0.5～1.4倍），血漿中プラバスタチンナトリウム濃度は同じく0.9倍（0.4～1.9倍），1.0倍（0.3～2.3倍）であった」というものです．データを表1に示しました．

　Kさんはカルブロック®錠8 mgの併用によりシンバスタチンの最高血中濃度（C_{max}）が1.9倍，血中濃度-時間曲線下面積（AUC）が2.0倍に増加する危機に見舞われています．カルブロック®錠添付文書の併用注意の機序・危険因子には，「リポバス®錠とカルブロック®錠を併用すると，互いにCYP3A4を競合的に阻害することにより，相互のクリアランスが低下すると考えられる．腎機能障害がある患者はとくに注意すること」とあります．

表1 カルブロック®錠添付文書の薬物動態の項に記載されているHMG-CoA還元酵素阻害薬との相互作用

投与法	C_{max} (ng/mL)	t_{max} (時間)	$t_{1/2}$ (時間)	$AUC_{0-\infty}$ (ng・時/mL)
シンバスタチン単独	1.5(0.5)	1.4±0.9	2.3±0.6	4.6(0.5)
シンバスタチン＋カルブロック®錠併用	2.8(0.4)	1.9±1.1	2.7±0.9	9.2(0.4)

［カルブロック®錠の添付文書より引用］

　Kさんは「腎機能障害はありません」とのことでした．しかし，カルブロック®錠を併用することによってリポバス®錠の副作用が発現しないかどうかが気になります．もっとも注意しなければならないのは横紋筋融解症の発現です．なぜなら，横紋筋融解症は血中濃度依存性の副作用ですから，カルブロック®との併用はシンバスタチンの投与量を倍にしたのと同じなので，副作用発現の危険性が格段に強まっているのです．

　さて，どうしたらいいのでしょうか？　併用注意と併用禁忌とは違いますから，この組み合わせは注意をすれば併用できるということです．したがって，患者さんに筋肉痛，しびれなどの横紋筋融解症の初期症状をあらかじめ伝えておくとともに，処方せんを受け取るたびにチェックをしていくことで併用は可能です．

　しかし，「あえてリスクを冒さない」という選択をするのであれば，処方医に「併用注意である」ことを伝え，「カルブロック®錠を相互作用のないほかのカルシウム拮抗薬に処方変更してもらう」か，「リポバス®錠をカルブロック®錠による相互作用の影響を受けないアトルバスタチンカルシウム水和物（リピトール®錠）かプラバスタチンナトリウム（メバロチン®錠）に変更してもらう」ことが必要になります．POSによるSOAP薬歴は次のようになります．

P#1 カルブロック®錠併用時のリポバス®錠による横紋筋融解症発現の危険性

S LDLコレステロールは下がってきたが，血圧が上がり，高血圧のくすりを飲むことになった．

O 血圧は150／95 mmHg，カルブロック®錠併用処方．腎機能低下はなし．

A リポバス®錠の血中濃度やAUCが2倍上昇する可能性あり（添付文書）．横紋筋融解症の発現の心配がないよう，降圧薬かHMG-CoA還元酵素阻害薬の変更が必要と思われる．

P カルブロック®錠ではなく，他のカルシウム拮抗薬投与を処方医に推薦しよう．

　今回は疑義照会の結果，カルブロック®錠ではなく，バルニジピン塩酸塩（ヒポカ®カプセル）が投与されました．Kさんには，引き続きコレステロールを低下させるための食事療法を続けることと，塩分の摂取に注意するよう伝えました．

薬物動態学的相互作用に迫ってみました．これは薬物相互作用によって薬物血中濃度が変化することが特徴で，その変化する原因はくすりのADMEの変化にありました．その中でももっともよく起きる薬物相互作用は薬物代謝酵素阻害と酵素誘導です．それらは薬効や副作用の増強，効果の減弱を引き起こしますので，注意深い観察が必要であることをご理解いただけたことと思います．

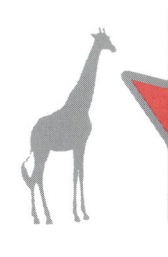

> ❶「併用禁忌」の場合にはそのまま調剤してはいけない．疑義照会で併用禁忌であることの情報を提供し，解決策を提案する必要がある．
> ❷「併用注意」の場合にはなぜ併用注意なのかを調べて，安心に併用できる方法を探し，服薬指導をする必要がある．

第10章

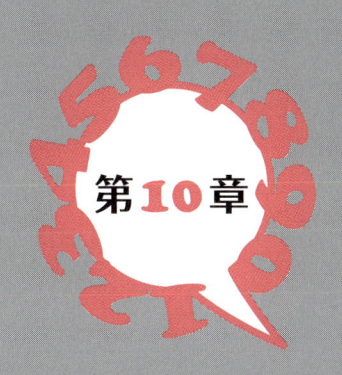

薬局でもできる！

TDM

> TDMは薬物治療モニタリングだから，くすりがあるところではどこでもやれますよ．
> これからの薬局の大事な技術の1つです．

> 薬局でもTDMができるんですね！ 知らなかった……

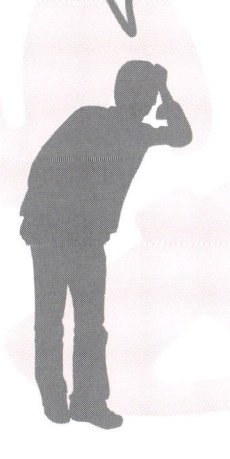

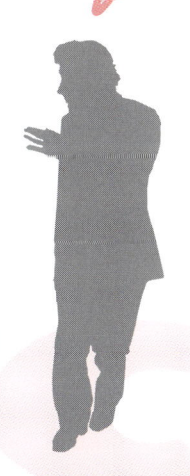

Q42 薬局でTDMはできるのでしょうか？

POINT
① TDMは患者さんの適切な投与量，投与間隔を科学的に決めようとするもので，患者さんがいてくすりがあればどこでも必要とされ，誰でも行える．
② そのために必要な理論はPK-PD分析の2つのPである．
③ そして，もう1つ大事なPはPatientのPである．TDMもPK-PD分析も患者さん（Patient）を中心にして行われる必要がある．

　TDM，つまりtherapeutic drug monitoringは，「薬物血中濃度をもとにして病院で行われるもの」と思っていませんか？ 薬物療法のモニタリングとは「どうやって適切なくすりを選び，適切な投与量，投与間隔を決めていくのか？」ということです．つまり，診療所であっても，小さな薬局であっても，くすりがあって患者さんがいるかぎり，TDMは行われていくのです．このQuestionで，薬局でできるTDMを考えてみましょう．それには3つのPが必要です．
　今までこのQuestionで薬物動態学（Pharmacokinetics）を学んできました．これが1つ目のPで，くすりの吸収，分布，代謝，排泄を表します．Pharmacokineticsはくすりの動きを問題にしますが，くすりの力については触れません．このくすりの力を薬力学（Pharmacodynamics）と言います．これが2つ目のPです．
　PharmacokineticsとPharmacodynamicsは別々の学問体系として発展してきました．しかし，くすりの効き目はくすりの動きとくすりの力が相まって現れてきます．そこで，くすりの動きと力を合わせて考えてみようということになりました．それがPK-PD分析と言われるものです．これについては，次のQuestion（Q43）で詳しく触れることにしましょう．
　さて，3つ目のPはPatientです．Patientとは言うまでもなく患者さんのことです．くすりの動きであるPharmacokineticsもくすりの力であるPharmacodynamicsも，Patient，つまり患者さんを通して表現されます．同じくすりの動きをし，同じ力をもったくすりが多くの患者さんに適応されるとき，その臨床効果は決して一様に現れるわけではありません．つまり，もっとも大きなポイントは3つ目のP（Patient）なのです．
　昔，病院薬剤師をしていたときに尊敬する院長が偉大な医学者の言葉を引いて教えてくれました．「私はただ包帯をしただけです．病気を治したのは患者さんです」と．このときに私はくすりの本質を理解しました．「くすりが疾病を治すのではなく，患者さんが治すのである」ことを．くすりによる臨床効果のoutputの多様性は患者さんの多様性なのです．

くすりと関係する患者さんのプロフィールで，もっとも注目されるのは肝機能と腎機能です．なぜならば肝臓は，くすりが代謝され，薬効を消失する最初の大きな関門ですし，腎臓は活性をもった未変化体の薬物の最後の通り道ですから．

　腎臓がくすりを排泄する機能の程度はクレアチニンクリアランス(Ccr)で表されます．腎臓の血流量や糸球体濾過速度を反映するからです．クレアチニンクリアランスの目安の1つになるのが血清クレアチニンです．ところが肝臓の代謝能力を定量的に表す検査値はありません．なぜなら，肝臓は少々機能が低下しても，代謝能力を保持していることがよくあるからです．しかし，強いて言うならばその目安はA/G(アルブミン/グロブリン)比であると思います．肝機能障害は慢性肝炎，肝硬変と進行してくるに従ってA/G比が低下し，代謝能力が衰えてくるからです．

Q43 添付文書でPK-PD分析することは可能でしょうか？

①抗菌薬のpharmacodynamicsには最小発育阻止濃度（MIC）という有用なパラメータがある．
②抗菌薬のpharmacokineticsは血中濃度－時間曲線下面積（AUC），最高血中濃度（C_{max}），最小血中濃度（C_{min}），分布容積（Vd）など明確なパラメータがある．
③そこで，PK-PD分析が発展し，AUC/MIC，C_{max}/MICなどのパラメータが新しい知見をもたらした．

さて，くすりの臨床効果のoutputは3つのPで表されることを学んできました．PK-PD分析の中でも抗菌薬療法の分野で盛んに行われてきました．それは，とくに抗菌薬は最小発育阻止濃度（MIC）というpharmacodynamicsの視点を明確にできる指標があるからです．MICというpharmacodynamicsと，抗菌薬のADMEが示すpharmacokineticsとを一緒に考えていくこと，つまりPK-PD分析の手法が発展してきました．そして最少の費用で最大の効果を挙げ，かつ耐性菌の出現を防ぐ方法が明らかにされてきました．抗菌薬のPK-PD分析の基本は「濃度依存的殺菌作用か，時間依存的殺菌作用か，それとも静菌的抗菌作用か」です．

濃度依存的殺菌作用の例を示しましょう．ニューキノロン系抗菌薬の肺炎球菌感染症でのPK-PD分析のパラメータはAUC/MIC（AUIC）であり，その「有効性を確保するためには25以上とする」Craig[1]の理論が一般的に用いられています．

しかし，例えばかつてレボフロキサシン水和物（クラビット®錠）の投与量は1回100 mg，1日3回とされていました．クラビット®錠単回投与時の$AUC_{0-\infty}$は7.46 μg・時/mLで，承認時臨床試験での肺炎球菌に対するレボフロキサシンのMIC_{80}（ある菌種の試験した臨床分離株のうち，その80％の発育を阻止する最小濃度のこと）は1.56 μg/mLですから，AUICは 7.46／1.56 = 4.8 で，例え連続投与をしたとしても，AUICが25以上に達することは困難であることが分かります．そこで二木は，オフロキサシン（タリビッド®錠），1回200 mg，1日2回投与にして，肺炎球菌性肺炎に対する治療効果を検討し，好結果を得ています[2]．

なお，現在クラビット®はPK-PD理論に基づいた投与方法が精力的に検討されています．AUICを高めると同時にC_{max}/MICを高める目的で，1回500 mg，1日1回投与が認められ，抗菌効果を向上させるとともに耐性化を抑制しようとする方向に進んでいます．

一方，時間依存的殺菌作用を示すβラクタム系などの抗菌薬は，MIC以上の濃度を維持する時間，すなわちtime above MICをPK-PD分析のターゲットとしています．一般に，「time above MICは1日24時間の30〜40％，すなわち8〜10時間必要である」とされていますが，この値も感染症の違いや原因菌によって異なり，必ずしも一定ではありません．むしろ現在設定されている投与量より，さらに多い投与量が必要とされる場合もあります．その場合の安全性についてはこれからの検討を待たなければなりません．また，不適切な血中濃度設定による菌の耐性化の問題も生じています．抗菌薬以外のPK-PD分析はまだほとんど進んでいません．それは抗菌薬におけるMICなどのような客観的なpharmacodynamicsのパラメータを得ることができないからだと思われます．

　今回は「薬局でTDMはできるのだろうか？」というテーマに迫りました．そのために必要なことは3つのP，つまり「PK-PD分析とPatient」に注目することでした．つまり，それらを理論的に検討することにより，薬局でもTDMは可能であると考えます．

文　献

1) Andes D et al：Pharmacodynamics of the new fluoroquinolone gatifloxacin in murine thigh and lung infection models. Antimicrob Agents Chemother **46**(6)：1665-1670, 2002
2) 二木芳人：抗菌薬の臨床薬理．臨薬理**36**(4)：177-180, 2005

実践編

プラビックス®とバイアスピリン®を服用している患者さんに「オメプラール®錠20 mg」が追加されたけど，このままくすりを出してもいいのでしょうか？

症例はMさん，68歳男性，脳梗塞後遺症，高血圧．Mさんは3年前に軽い脳梗塞を起こし，右手人差し指に少し麻痺が残ってしまいました．その後，テルミサルタン（ミカルディス®錠），クロピドグレル硫酸塩（プラビックス®錠），アスピリン（バイアスピリン®錠）などの併用で，幸い再発もなく高血圧もコントロールされていました．しかし，今回逆流性食道炎と診断され，オメプラゾール（オメプラール®錠）20 mgが加わりました．

Rp
①ミカルディス®錠40 mg，1回1錠
　プラビックス®錠75 mg，1回1錠
　バイアスピリン®錠100 mg，1回1錠
　　1日1回朝食後服用，14日分
②オメプラール®錠20 mg，1回1錠，1日1回朝食後服用，14日分

ところが，日本医薬情報センターのJAPIC Weekly News 232号（2009.11.26）に，米国食品医薬品局（FDA）からの情報として下記のような記事が載っていました．

米FDAは，抗凝固薬clopidogrel（Plavix）とプロトンポンプ阻害剤（PPI）omeprazole（Prilosec／Prilosec OTC）の相互作用に関する新たな安全性情報について，医療専門家に通知した．新たなデータでは，clopidogrelとomeprazoleが同時に投与されると，clopidogrelの有効性が減少することが示された．心臓発作や脳卒中のリスクがあり，血栓予防のためclopidogrelを使用している患者では，omeprazoleを併用するとclopidogrelの薬効が十分に得られなくなる．clopidogrelとomeprazoleの投与間隔をあけても，この相互作用は減少しない．Omeprazoleは，clopidogrelをその活性代謝物に変換させる代謝酵素CYP2C19を阻害する．

[Copyright © 2005-, Japan Pharmaceutical Information Center]

Mさんには脳梗塞の再発予防として血小板凝集抑制作用をもつプラビックス®錠とバイアスピリン®錠の併用療法が行われてきました．そして今まで両剤はその役割をしっかりと果たしてきました．ところが，この患者さんの逆流性食道炎の発症からオメプラール®錠が併用されるに至り，ここでプラ

ビックス®錠の有効性減少の可能性が出てきてしまいました．

どうして，プラビックス®錠の効果が減少するのでしょうか？ それはプラビックス®の効果発現のメカニズムに原因がありました．プラビックス®は主薬のクロピドグレルのままでは効果がなく，薬物代謝酵素CYP3A4，CYP1A2，CYP2C19，CYP2D6などによって活性代謝物H4になり，これが血小板凝集抑制効果を現すのです．ところが，オメプラゾールはクロピドグレルを活性代謝物に変換させる代謝酵素CYP2C19を阻害するのです．したがって，クロピドグレルは活性代謝物に変換されにくくなるのです．実は日本人の5人に1人はCYP2C19のpoor metabolizerなのです．それはジアゼパムがよく効く人がいたり，*Helicobacter pylori*菌除菌率も除菌治療に必要なオメプラゾールやランソプラゾールなどのPPIのpoor metabolizerにおいて高かったりすることでよく分かります．

CYP2C19活性を阻害する薬剤は，オメプラール®のほかにシメチジン(タガメット®)，フルコナゾール(ジフルカン®)，エファビレンツ(ストックリン®)，デラビルジンメシル酸塩(レスクリプター®)，フルボキサミンマレイン酸塩(ルボックス®，デプロメール®)，フルバスタチンナトリウム(ローコール®)などがあります．これらのくすりは，基本的にはプラビックス®の効果を減少させる可能性があるので，併用時には注意を要します．

さて，そこでこの症例の相互作用をどう扱うかが問題です．つまり，オメプラゾールのCYP2C19阻害活性のPK-PD & Pt(患者)分析です．

疑義照会をしたときに処方医は，「では，オメプラール®錠ではなく，ガスター®錠20 mgを朝食後と寝る前の2回投与にしましょう」と快く応じてくれました．POSによるSOAP薬歴は下記のようになりました．

P#1 オメプラール®錠併用によるプラビックス®錠効果減少の可能性

S 食後に胸やけがしたり，つかえた感じがしたり痛いときもある．逆流性食道炎と言われた．

O オメプラール®錠20 mgが処方された．脳梗塞の既往あり．FDAからの，オメプラゾール(オメプラール®)はクロピドグレル(プラビックス®)の代謝酵素を阻害し効果を減少させるとの報告がある．クロピドグレルはプロドラッグであり，代謝酵素で活性化された後に抗血小板作用を発揮する．

A プラビックス®の効果減少による再梗塞は防がなければならない．プロトンポンプ阻害薬(PPI)の投与は必須か？

P PPIをH₂受容体拮抗薬に変更を提案する．

疑義照会の結果，オメプラール®錠を代謝酵素阻害活性のないファモチジン(ガスター®錠)に処方変更になりました．

今回のQuestionでは，情報収集の大切さを示しました．今回はJAPICの情報から重要な情報を得ることができました．薬剤師の仕事にとってくすりの情報を得ることはとても大切です．医薬品情報は個人の努力で偶然に得られるのではなく，定期的に組織的に得られるようにしておくことが重要です．

私たちはこれからも「薬局でこそTDMは必要である」ことを主張し，実際例を通してノウハウを蓄積していきたいと思います．

❶ クロピドグレルは代謝されて活性型のH4に変換され，血小板凝集抑制効果を現す．
❷ したがって，クロピドグレルの代謝酵素を阻害するくすりとの併用は，血小板凝集抑制効果を減少する．
❸ クロピドグレルの代謝酵素はCYP3A4，CYP1A2，CYP2C19，CYP2D6である．
❹ オメプラゾールはCYP2C19の代謝を阻害するので，この患者さんに投与されているクロピドグレル硫酸塩は効果が減弱する恐れがある．

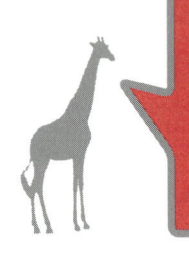

第11章

むずかしくない！

非線形型薬物の投与量

> 非線形型薬物の場合，急に血中濃度が上がるから怖いですよね．

> 「Michaelis-Menten 式」を使って安全な投与量を求めることができますよ．

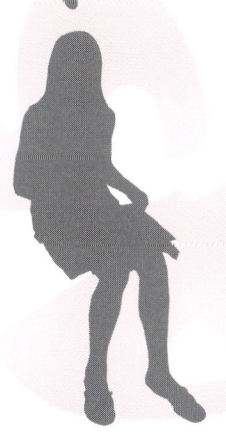

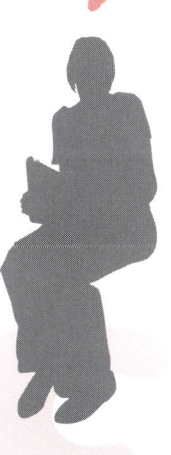

Q44 上昇型や頭打ち型の非線形速度過程を示すのはなぜでしょうか？

> ①一部のくすりは，投与量比以上に急に血中濃度が上昇したり，投与量比どおりに血中濃度が上昇せず頭打ちになったりする非線形体内動態を示す．
> ②フェニトイン，テオフィリンなど投与量が増えると血中濃度が急速に上がるのは，代謝酵素が飽和し，これ以上代謝できなくなるからである（**Q45**参照）．
> ③バルプロ酸ナトリウムやカルバマゼピンなどで，投与量比どおりに血中濃度が上昇せず頭打ちになるのは，薬物の蛋白結合が飽和するか，代謝酵素が誘導されるからである．

Q2で「くすりには線形型薬物と非線形型薬物がある」ことを学びました．多くのくすりは投与量と血中濃度が比例関係にある線形速度過程を示しましたが，一部のくすりは投与量比以上に急に血中濃度が上昇したり，投与量比どおりに血中濃度が上昇せず頭打ちになったりしていました．このQuestionでは，どうしてこういうことが起きるのか？ こういう場合の投与量はどのようにして決めていったらいいのか？ どんな注意が必要なのか？ ということを考えてみましょう．

テグレトール®錠［カルバマゼピン（CBZ）］添付文書によると，「単回投与時の未変化体消失半減期は約36時間ですが，反復投与時はCBZの代謝酵素自己誘導で約16〜24時間と短くなる」ことが分かります．CBZの治療上有効な血中濃度は，インタビューフォームでは4〜8 μg/mLですが，臨床薬物ハンドブック[1]では6〜12 μg/mLとされています．私は4〜12 μg/mLと考えてよいと思っています．

鈴木ら[2]による症例を示しましょう．64歳女性，てんかん大発作（全般性強直間代発作）．CBZ 1日200 mgで治療開始し，3日目に1日400 mgに増量しました．12日目の血中濃度は10.6 μg/mLに達していました．13日目に皮疹が出現し，2日間CBZ投与を中止しましたが，この皮疹は造影剤によるものと判断し，15日目にCBZ 1日400 mg投与を再開しました．18日目の血中濃度は9.4 μg/mLに達しましたが，以後連続投与を続けるものの，10.6 μg/mLを超えることはありませんでした．28日目にCBZ 150 mg/日に減量したところ，血中濃度は36日目5.8 μg/mL，71日目5.6 μg/mLでした．このように血中濃度/投与量比は，連続投与の間は穏やかに低下し続けました．

これらのことから，CBZの連続投与時には投与初期に設定した投与量では十分な薬効を期待できなくなります．抗てんかん薬のフェノバルビタールやフェニトインも酵素誘導を引き起こすことが知

られていますから，これらのくすりとの併用投与の場合には，より注意が必要になります．CBZの連続投与時には血中濃度を測定することが求められます．

　バルプロ酸ナトリウム（デパケン®錠）は血漿蛋白結合率が90％以上と高く，また組織への移行が速やかであるため，血中濃度がおよそ100 μg/mLを超えたあたりから，血中濃度の上昇は頭打ち状態になります．バルプロ酸ナトリウムの投与量を増していった場合，遊離型濃度が上昇します．遊離型のバルプロ酸は速やかに組織に移行するため分布容積が増大します．また肝臓に移行したバルプロ酸は速やかに代謝を受けることから，クリアランスも増大し，バルプロ酸血中濃度の頭打ち現象が認められます[3]．

文　献

1) 神代　昭ほか（編）：臨床薬物ハンドブック，改訂第4版，p297，医歯薬出版，東京，1992
2) 鈴木喜八郎ほか：Carbamazepine血清内濃度の服薬期間依存性について．脳神経 **30**(12)：59-68，1978
3) 奥村勝彦（監）：Q＆Aで学ぶTDM活用ガイド．薬局増刊号 **55**，2004

Q45 テオフィリンの上昇型非線形動態ではどんな注意が必要なのでしょうか？

①テオフィリンの有効血中濃度は5～15 µg/mLと言われている．
②テオフィリンの主な代謝酵素はCYP1A2である．
③したがって，CYP1A2に代謝が依存したりCYP1A2を阻害する薬物と併用された場合にテオフィリン血中濃度は上昇する．
④肝機能が低下し，通常より代謝能力が低下した場合や，通常よりテオフィリン投与量が多かった場合には投与量比以上に血中濃度は上昇する．

　一般にテオフィリンの有効血中濃度は10～20 µg/mLと言われてきましたが，現在は気管支喘息にとって有効な抗炎症作用や呼吸促進作用が5 µg/mLから見られることから，5～15 µg/mLと言われています．テオフィリンは肝消失型の薬物で，主な代謝酵素はCYP1A2です．CYP1A2を阻害する薬剤としては，メキシレチン塩酸塩，エノキサシン水和物，フルボキサミンマレイン酸塩などがあります．テオフィリンは主要代謝経路では飽和が観察され，治療濃度範囲内で投与量比以上に血中濃度が上昇し，非線形性が認められますので，注意が必要です．

　平田[1)]は「テオフィリンとシメチジンの相互作用による死亡症例から学ぶこと」として，海外症例を引用して興味深い洞察を行っています．患者さんはヘビースモーカーの80歳男性で，慢性肺疾患があり，胃痛・肝障害が認められます．テオフィリンの徐放錠（1日300 mg，1日3回）と，シメチジン（1日300 mg，寝る前）の投与を受けていましたが，テオフィリンの徐放錠（1日400 mg，1日2回）とシメチジン（1日1,200 mg，1日4回）に増量されました．増量4日後にこの患者さんは昏迷・頻脈性不整脈・痙攣により死亡しました．死亡時のテオフィリン血中濃度は80 µg/mLと異常に上昇していました．

　平田はこの症例報告の考察で，「著者は死亡原因は，①患者が高齢者であったこと，②慢性肺疾患，肝障害を患っていたこと（慢性肺疾患，肝障害ではテオフィリンのクリアランスが低下することはよく知られています），③テオフィリン中毒の初期症状は嘔気・嘔吐などの消化器症状が多く，胃潰瘍に似ていること，④シメチジンが増量され，テオフィリンの代謝が阻害された結果，血中濃度が上昇した可能性を挙げていますが，『果たして，これらだけの理由で本当に死に至るのでしょうか？』」と問題提起をしています．また「①高齢者にシメチジンが増量された段階で薬剤師がシメチジンの増量を回避するか，テオフィリンとの相互作用がないほかのH₂受容体拮抗薬を腎機能に応じて減量する，

あるいはテオフィリンの減量を提案するなどの疑義照会を実施するか，②テオフィリン投与者に嘔気・嘔吐が発症すれば，テオフィリンのTDMの実施を求めることも必要です」と述べた上で，「この①または②を，薬剤師が実行していれば，この症例は死に至ることはなかったでしょう」と述べています．

さらに，「テオフィリンが300 mg/日から400 mg/日に増量され，シメチジンが300 mg/日から1,200 mg/日に増量されたくらいで，テオフィリン血中濃度が80 μg/mLまで上昇するものだろうか？」との本質的な問題提起を行っています．ここで平田は，この症例報告者が挙げた4つの死亡原因からは独立する2つの死亡要因を挙げています．1つは，患者がヘビースモーカーであったことを挙げ，嘔気・嘔吐のために喫煙ができなくなって，「喫煙によるCYP1A2の酵素誘導が解除されたのではないか」ということ．そして2つ目として，「テオフィリンの代謝が一次速度過程を示す限界を超えゼロ次速度過程に入り，非線形の体内動態を示したこと」が死亡原因の重要なポイントになりうると考察しています．平田は分布容積にも触れ，さらには，喫煙に関する代謝酵素誘導の解除の理由に新しい知見も示しています．

文 献

1) 平田純生：テオフィリンとシメチジンの相互作用による死亡症例から学ぶこと．薬局 56(4)：1805-1814, 2005

Q46 くすりの血漿蛋白結合の変動に関してどんな注意が必要なのでしょうか？

POINT

①血中では，くすりは蛋白と結合している結合型と，蛋白と結合していない遊離型として存在する．薬理活性があるものは遊離型薬物である．
②低アルブミン血症では蛋白結合率は低下するが，遊離型薬物濃度が変動する場合は少ない．
③血漿蛋白結合率が低下すると血中薬物総濃度が低下するため，血中濃度データの評価には注意が必要である．

血液中では，くすりはアルブミンやα$_1$-酸性糖蛋白などの血漿蛋白（薬物動態を考える上では血清蛋白とほぼ同じ意味に使います）に結合している「結合型」と，蛋白質に結合していない「遊離型」として存在しています．蛋白結合型のくすりは，血漿蛋白と同様に血管壁を通過できず，血液中に留まったままになります．一方，遊離型のくすりは，毛細血管壁の間隙を通って全身組織に分布することができ，細胞の受容体などに働いて薬理作用を発揮します．このことから，遊離型薬物濃度が，薬理活性と相関する指標と考えられています．ところが，血漿蛋白量は無限にあるわけではなく，くすりとの結合能にも限界があります．もし，血中薬物濃度が高くなったり，血漿蛋白量が減少したり，あるいは蛋白との結合を阻害するようなくすりが併用された場合には，遊離型薬物濃度はどうなるのでしょうか？　従来は，遊離型薬物が増えることによって薬理効果は増強され，副作用が発現する危険性も高まると信じられていました．しかし，薬物動態理論や多くの症例から，遊離型濃度が上昇する場合は実際にはきわめて少ないことが明らかとなっています．くすりの「逃げ場」のない試験管内とは異なり，生体内ではくすりは全身に拡散し，これらが代謝や排泄を受けることによって，結果的には遊離型薬物濃度はほぼ一定のレベルに保たれるからです．血漿容量は体重のわずか約5％にすぎないので，身体全体から眺めると単なる「局所」とみなされます．もちろん，血漿中で蛋白結合率が低下したときには，一過性の遊離型薬物濃度の上昇には気をつけなければなりませんが，薬理効果に大きな変化が見られることはほとんどないと理解しておけばよいでしょう．

では，蛋白結合率の変動に対してとくに注意しなければならないことはないのでしょうか？　いえ，決してそうではありません．血中濃度そのものの評価が重要な問題となります．一般的に，患者さんの「薬物血中濃度データ」は，結合型濃度と遊離型濃度を足した総濃度を表しています．保険診療上の理由から，日常では遊離型濃度が測定されることはまれです．さらに経費や労力がかかるからです．しかし，血漿蛋白濃度が正常範囲内では，それぞれの薬物で蛋白結合率に大きな個人差はありません．

このため，総濃度を測定し，蛋白結合率を乗じることで遊離型濃度が簡単に推定できます．この関係があるので，多くのくすりの有効血中濃度域が明確にされています．ところが，患者さんの血漿蛋白濃度が通常より低いときには注意が必要になります．この場合，血中の遊離型濃度はほとんど変化しませんが，主な結合対象であるアルブミンが減少しているので蛋白結合率は低下します．ここで，**遊離型濃度 ＝ 総濃度×（1 －蛋白結合率）**であり，蛋白非結合型分率（f_b）を用いると **遊離型濃度 ＝ 総濃度×f_b** となります．すなわち「総濃度 ＝ 遊離型濃度／（1 －蛋白結合率）」の関係があることから，総濃度自体が低下してしまうことが分かります．この場合では，総濃度が有効血中濃度域に入っていたとしても，遊離型濃度は高くなっており，薬理作用が過剰に現れるリスクがあるのです．つまり，血中濃度を過小評価してしまう可能性があり，血漿蛋白濃度が健常時では血中濃度はどの程度になるかを補正しなければなりません．蛋白結合率が約90％のフェニトイン（PHT）を例にとると，

$$\text{補正後のPHT血中濃度} = \frac{\text{実測PHT血中濃度}}{\text{蛋白結合率}\times\dfrac{\text{実測血清アルブミン濃度}}{\text{正常の血清アルブミン濃度}} + (1-\text{蛋白結合率})}$$

で計算することが提唱されています．患者さんの血漿アルブミン濃度が正常（4.4 g/dL）から2.8 g/dLに減少したとすると，血中フェニトイン濃度が14.8 μg/mLと有効濃度域（10～20 μg/mL）内であったとしても，血漿アルブミン濃度が正常で蛋白結合に影響するくすりがないときの22 μg/mLにあたるため，副作用が現れやすい状態にあると考えなければならないのです．

ここで，児矢野ら[1]が報告した症例を示します．患者さんは50歳の女性で，歯状核赤核淡蒼球ルイ体萎縮症という珍しい病気を基礎疾患としてもっています．38歳時，記銘力障害と全身性強直性間代性痙攣で発症し，50歳時からバルプロ酸ナトリウム（VPA），フェノバルビタール（PB）およびフェニトイン（PHT）で発作の調節をしていました．今回インフルエンザB型に罹患し，感冒症状を示し意識水準が低下して入院となり，入院時，肝機能障害と低アルブミン血症を認めました．VPAとPHTの総血中濃度はいずれも有効治療域内で推移していましたが，それらの遊離型濃度は治療域以上に上昇していました．血中PB濃度も高値を示したため，アルブミン製剤を投与する一方で，PBを中止，VPAとPHTを減量したところ，意識水準が改善しました．PBを再開し，PBと遊離型VPAおよび遊離型PHTが有効治療域に入り，肝機能も正常化しました．アルブミン製剤による薬効の過剰発現の軽減効果に関しては不明ですが，これらの臨床経過は，低アルブミン血症など蛋白結合率が低下した場合には，薬物血中濃度が有効域内にあっても遊離型濃度は予測以上に上昇していることがあり，慎重に血中濃度データを評価しなければならないことを示しています．また，VPAは血中濃度が高くなるとアルブミンへの結合に飽和現象が生じ，遊離型薬物の割合が上昇することに対しても留意すべきであることも合わせて示していると考えられます．

文献

1) 児矢野茂ほか：低アルブミン血症を契機に抗てんかん薬中毒を呈した3例．精神医 **42**(3)：316-317, 2000

Q47 投与量比以上に血中濃度を上昇させる非線形型薬物ではどんな注意が必要なのでしょうか？

> ①非線形型薬物は薬物の代謝が飽和するために急に血中濃度が上がる場合がある．
> ②このような薬物は急な薬理作用の過剰効果や副作用発現に注意しなければならない．
> ③非線形型薬物の筆頭はフェニトインであるが，最近はそれ以外にもパロキセチン塩酸塩水和物やアプリンジン塩酸塩などいくつかの非線形型薬物が知られるようになった．

非線形体内動態を示すくすりの代表はフェニトインです．皆，フェニトインで勉強してきました．しかし現在はフェニトイン以外の非線形体内動態を示すくすりも知られるようになりました．**表1**に添付文書に非線形型薬物と記載がある薬剤を挙げます．

パロキセチン塩酸塩水和物（パキシル®錠）やプロパフェノン塩酸塩（プロノン®錠），テルミサルタン（ミカルディス®錠）などの効力が大きいくすりが非線形体内動態を示すことが分かります．非線形型薬物の投与でもっとも注意しなければならないことは，治療域の範囲内で急に血中濃度が上がる場合があることです．そうなると効き目が強く現れたり，副作用が発現したり，中毒に陥ったりします．

表1 添付文書に非線形を示すと記載がある主なくすり

薬効分類	一般名	主な商品名
抗うつ薬	パロキセチン塩酸塩水和物	パキシル®錠
抗てんかん薬	フェニトイン	アレビアチン®錠・散・注
不整脈治療薬	アプリンジン塩酸塩	アスペノン®カプセル・静注用
	プロパフェノン塩酸塩	プロノン®錠
抗真菌薬	イトラコナゾール	イトリゾール®カプセル・内用液・注
	ボリコナゾール	ブイフェンド®錠・静注用
降圧薬	テルミサルタン	ミカルディス®錠
抗ウイルス薬	アタザナビル硫酸塩	レイアタッツ®カプセル
	デラビルジンメシル酸塩	レスクリプター®錠

［各薬剤の添付文書より引用］

なぜ，そうなるのか？ という問いに，薬物動態学は「くすりの代謝が飽和するからである」という答えをします．いったい，飽和とはどういうことでしょうか？

吸収過程において経口投与された後のくすりの能動的な腸管細胞膜透過速度が飽和に達したとしましょう．さらに投与量が増加すると，吸収されないくすりが増加し，バイオアベイラビリティは減少します．次に，小腸・肝臓の初回通過効果における代謝が飽和したとしましょう．さらに投与量を増やすと，くすりはそのまま初回通過効果を受けずに体循環に到達しますから，バイオアベイラビリティは増加します．

お酒をいっぱい飲んで酔ってしまい，アルコール脱水素酵素が飽和してしまいました．そうなると，アルコールの代謝速度は一次速度からゼロ次速度になりますので，しばらく酔いは続くことになります．「車の中で少し休んで酔いを醒ませば大丈夫」などとはとんでもないことですね．このように，飽和は体内の各所で起きて薬物動態を変化させます．

パキシル®錠について言えば，私も重篤な退薬症状とも言うべき副作用を発現した症例を経験しています．

患者さんはTさん，35歳女性です．パキシル®錠（パロキセチン塩酸塩水和物）1日20 mgを7ヵ月飲んだ後，1日30 mgに増量され2ヵ月半飲みましたが中止になり，フルボキサミンマレイン酸塩（デプロメール®錠）100 mgに変更になりました．変更の理由は明らかではありません．Tさんはくすりが変わった2日目から汗が出てきて手が震え，なんとも言いようがない不安感を感じたと言います．めまいもしてきて眠れなくなってきたので，受診し元のパキシル®錠30 mgに戻してもらったとのことでした．

パロキセチン塩酸塩水和物は主にCYP2D6で代謝されます．パロキセチン塩酸塩水和物の非線形体内動態はCYP2D6の代謝飽和であると考えられています．代謝酵素の働きには個人差も存在することから，パロキセチン塩酸塩水和物（パキシル®）は投与量によってまた個人によって非線形体内動態を示すようです．さらにCYP2D6には遺伝子多型が存在し，代謝酵素活性が低下するようです．CYP2D6の遺伝子多型は日本人には非常に少ないとされてきましたが，最近CYP2D6＊10という特殊な変異型が日本人の約38％に存在することが分かってきました．

Q48 非線形型薬物の投与量はどのように求めるのでしょうか？

> **POINT**
> ①非線形動態を示すフェニトインの投与量と血中濃度の関係はMichaelis-Menten式で近似される．
> ②反応速度をV，最大代謝速度（V_{max}），基質濃度[S]，最大速度V_{max}の半分の速度のときの基質濃度をMichaelis定数（K_m）とすると，反応速度は下記のMichaelis-Menten式で表される．
>
> $$V = \frac{V_{max} \times [S]}{K_m + [S]}$$
>
> ③Michaelis-Menten式から目標とするフェニトイン血中濃度（C_{ss}）を達成する投与量（Dose）を求める下記式が得られる（τ：投与間隔）．
>
> $$Dose/\tau = \frac{V_{max} \times C_{ss}}{K_m + C_{ss}}$$

　非線形動態を示すフェニトインの投与量と血中濃度の関係はMichaelis-Menten式で近似されます．Michaelis-Menten式は酵素で触媒される反応速度式で，反応速度をV，最大代謝速度をV_{max}，基質濃度（血中薬物濃度）を[S]，V_{max}の半分の速度のときの基質濃度をMichaelis定数K_mとすると次の式で表されます．

$$V = \frac{V_{max} \times [S]}{K_m + [S]}$$

　図1にアレビアチン®錠の添付文書に示されたフェニトインの代謝が飽和されたときの血中濃度のシミュレーションを示しました．
　Michaelis-Menten式をくすりの定常状態で表してみましょう．投与量をDose，投与間隔をτとすると，投与速度はDose/τで表されます．ここで最大代謝速度をV_{max}，最大代謝速度の半分のときの薬物血中濃度をMichaelis定数K_m，定常状態の血中濃度をC_{ss}とすると，

$$Dose/\tau = \frac{V_{max} \times C_{ss}}{K_m + C_{ss}}$$

となります．これを展開すると次のようになります．

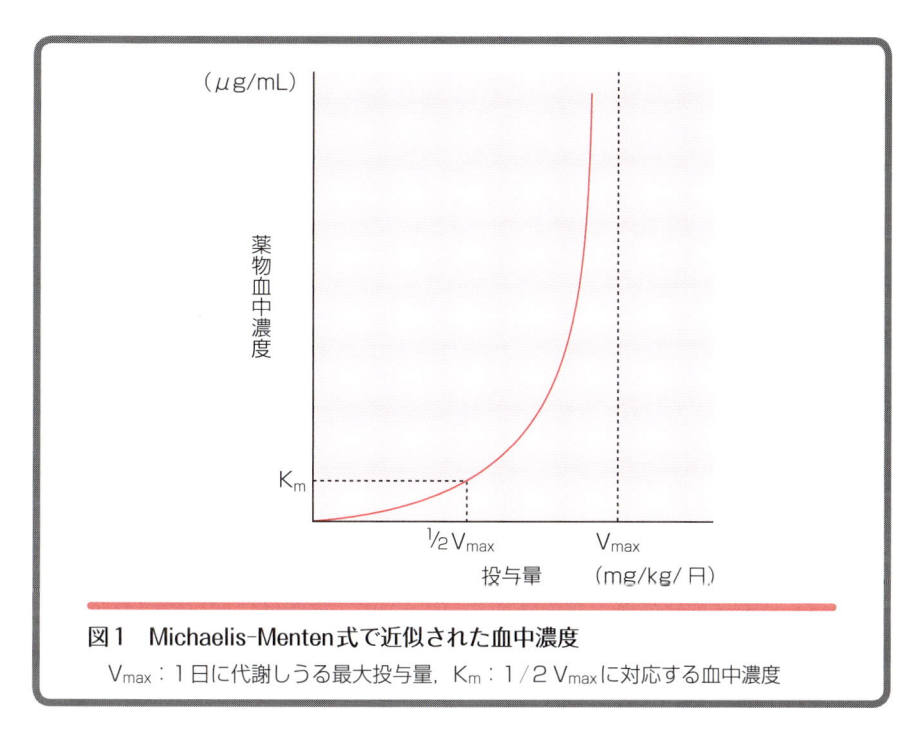

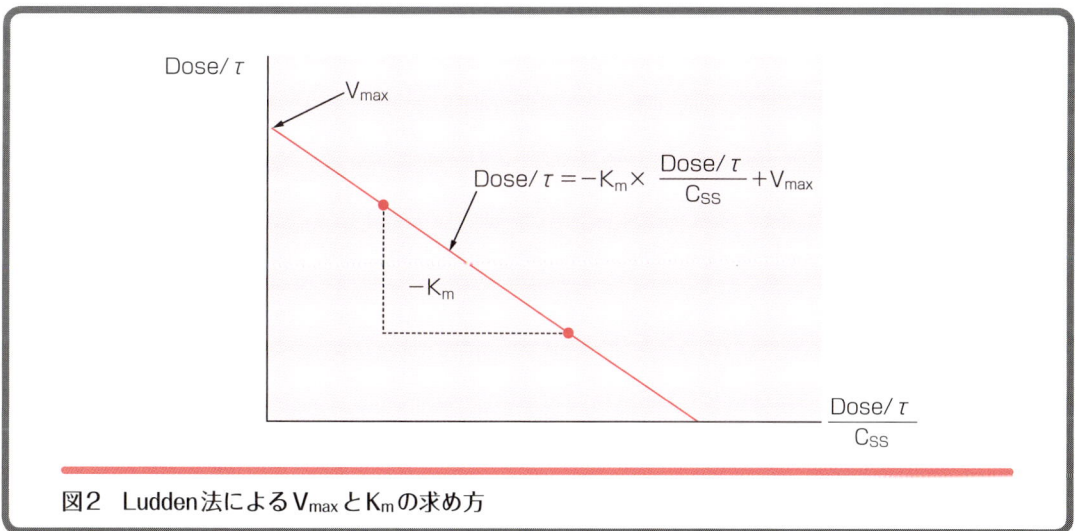

図1 Michaelis-Menten式で近似された血中濃度
V_{max}：1日に代謝しうる最大投与量，K_m：1/2 V_{max}に対応する血中濃度

図2 Ludden法によるV_{max}とK_mの求め方

$$\mathrm{Dose}/\tau = -K_m \times \frac{\mathrm{Dose}/\tau}{C_{ss}} + V_{max}$$

　この式は $y = -ax + b$ の形ですから，y軸の切片がV_{max}である下向きの直線になり，その勾配が$-K_m$です．したがって，Doseが異なる2点の定常状態血中濃度C_{ss}が分かれば，図2のように表すことができ，その患者さん固有のV_{max}とK_mを求めることができます．Luddenさんたちが報告したので，これをLudden法といいます．つまり患者さんのV_{max}とK_mが分かれば，Michaelis-Menten式によって目標とするフェニトイン定常状態血中濃度を達成するフェニトイン投与量を求めることができます．

実践編

まだ発作の予感がときおりあるので，フェニトイン血中濃度を14 μg/mLまで上げたい．投与量はどうすればいいのでしょうか？

　症例はKさん，18歳女性，てんかん．Kさんは肝・腎機能とも異常ありません．バルプロ酸ナトリウム（デパケン®R錠）200 mgの1日2回朝夕1回1錠服薬でコントロールされていましたが，2ヵ月前に発作を起こし，フェニトイン（アレビアチン®錠）100 mgが1日2回朝夕1回1錠加わりました．服薬1ヵ月目のフェニトイン最低血中濃度は6.0 μg/mLで，治療域に届いていなかったので，1日250 mgに増量されました．1ヵ月後の最低血中濃度は9.0 μg/mLで，まだ治療域に届きませんでした．そこで医師は「バルプロ酸ナトリウムは治療域にあるので，何とかフェニトイン血中濃度を治療域の14 μg/mL程度まで上げたい」と言っています．どのくらいのフェニトイン増量を推薦したらよいでしょうか？　現在の処方は下記のとおりです．

Rp
①デパケン®R錠200 mg，1回1錠，1日2回朝夕服用，30日分
②アレビアチン®錠100 mg，1回1錠，1日2回朝夕服用，30日分
　アレビアチン®錠25 mg，1回1錠，1日2回朝夕服用，30日分

　最初の変更時までは1ヵ月間連続服用し，2回目の変更時までも1ヵ月間連続服用しているので，2回ともフェニトイン血中濃度は定常状態に達していたと判断できます．フェニトイン1日200 mgで6 μg/mL，1日250 mgで9 μg/mLの投与量が異なる2点の定常状態血中濃度を得ていますので，Ludden法が応用できます（図1）．

　Ludden法により，KさんのK_m = 9 mg/L（9 μg/mL），V_{max} = 500 mg/日であることが分かりました．そうするとフェニトイン14 mg/L（14 μg/mL）を達成する1日投与量は下記のMichaelis-Menten式によって次のように求められます．

$$\text{Dose}/\tau = \frac{V_{max} \times C_{ss}}{K_m + C_{ss}}$$

$$= \frac{500 \text{ mg/日} \times 14 \text{ mg/L}}{9 \text{ mg/L} + 14 \text{ mg/L}}$$

$$\fallingdotseq 304.3 \text{ mg/日}$$

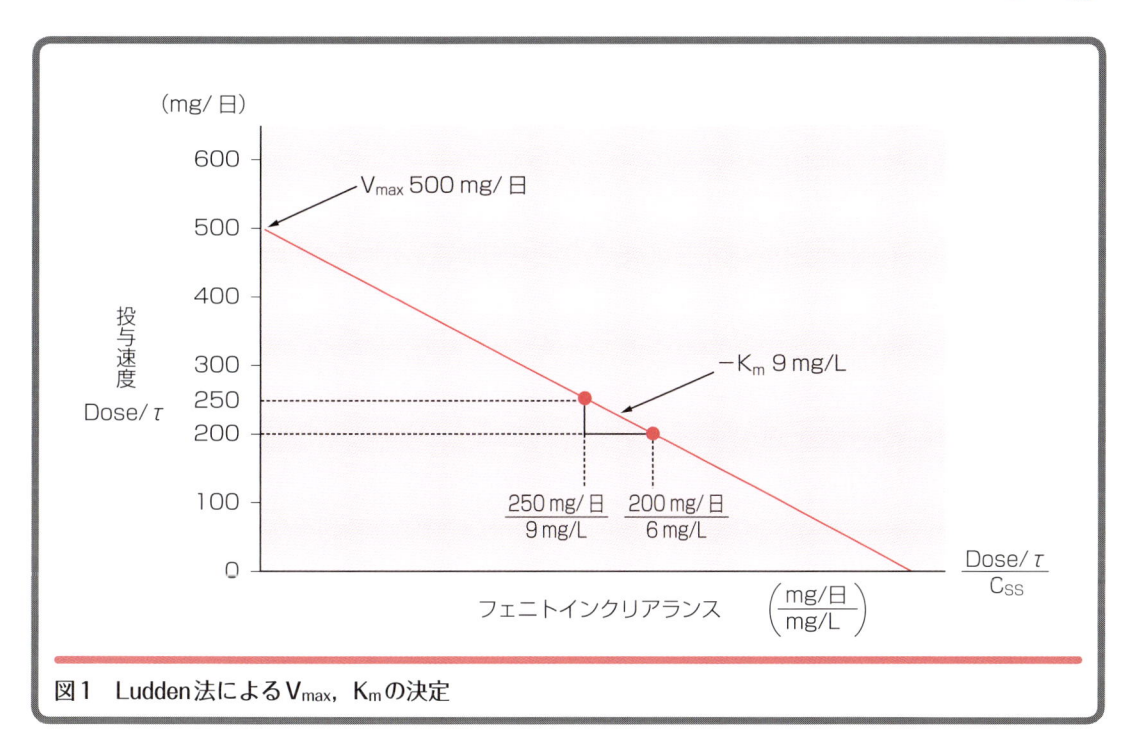

```
(mg/日)
600
500  ← Vmax 500 mg/日
400
300
250 ●―――――― ―Km 9 mg/L
200        ●
100
 0
        250 mg/日  200 mg/日
        ―――――   ―――――
         9 mg/L    6 mg/L
                              Dose/τ
                              ――――
                               Css
      フェニトインクリアランス (mg/日 / mg/L)
```

投与速度 Dose/τ

図1 Ludden法によるVmax, Kmの決定

1日300 mgの投与量を推薦できますから,朝夕それぞれにアレビアチン®100 mg錠1錠と同25 mg錠2錠(1回あたりフェニトイン150 mg)を服用すると,約14 µg/mLのフェニトイン血中濃度を達成できることになります.POSによるSOAP薬歴は下記のようになりました.

P#1 フェニトイン(PHT)血中濃度14 µg/mLを達成させるための推定投与量

S くすりが増えたが今でも発作の予感がある.

O 2ヵ月前の発作時にアレビアチン®錠200 mgを追加.1ヵ月後PHT血中濃度6 µg/mL,現在フェニトイン250 mgで血中濃度9 µg/mLだから,Ludden法によりKm 9 µg/mL,Vmax 500 mg/日を得ることができた.

A 血中濃度14 µg/mLを達成する投与量はMichaelis-Menten式により304.3 mg/日と計算できる.

P 錠剤でフェニトイン1日300 mgを朝夕2回に分けて投与することを推薦する.

現在,フェニトイン1日300 mgの投与が始まって2週間経ちます.幸いKさんはてんかん発作もなく,また眠気などの副作用を感じることもなく,良好に経過しています.

今回は非線形体内動態に迫りました．非線形体内動態は薬物血中濃度の急上昇型と頭打ち型があることが分かりました．急上昇型の主な原因は代謝酵素の飽和と代謝酵素阻害で，頭打ち型の主な原因は薬物の蛋白結合の飽和と代謝酵素誘導です．

急上昇型の非線形体内動態は，効果の発現が急に増強したり，副作用が急に出たりしますので，注意が必要です．それを避けるためにフェニトインの投与量はMichaelis-Menten式を使った投与設計を行うことが重要でした．それは血中濃度測定のデータから患者さん個別の最大代謝速度（V_{max}）とMichaelis定数（K_m）を決めることで可能になりました．

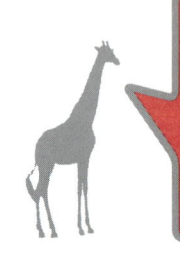

❶フェニトインの個別の投与量を算出するにはその患者さんのV_{max}とK_mを求める必要がある．
❷そのためには投与量が違う2点のフェニトイン血中濃度が必要である．
❸Ludden法によりV_{max}とK_mを求め，Michaelis-Menten式で至適投与量を決定する．

うん，でも最近は非線型を示すくすりがときおり見られるから注意だね．

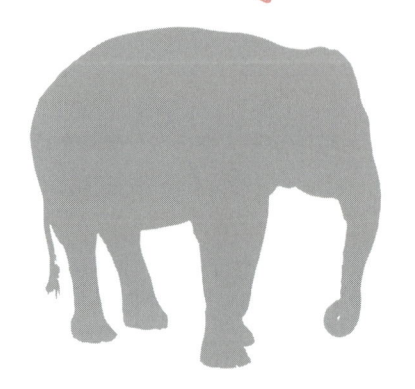

とくに気をつけるくすりとして，フェニトインがよく挙げられますね．

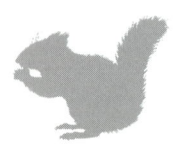

第12章 最近見かける！
遺伝子多型の基本

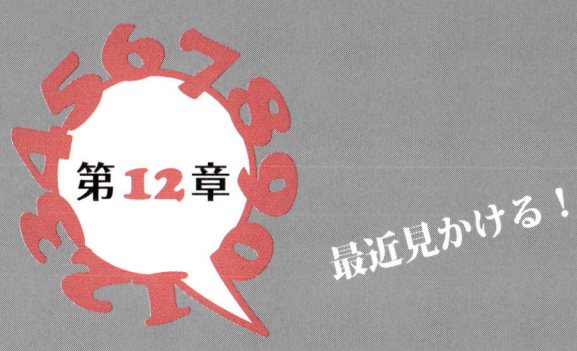

薬効や副作用の個人差は遺伝子多型が原因らしいね？

本来なら遺伝子多型の検査をした上で投与したほうがいいんだろうけど，お金もかかるしね……早く安価な検査キットができればいいなあ．

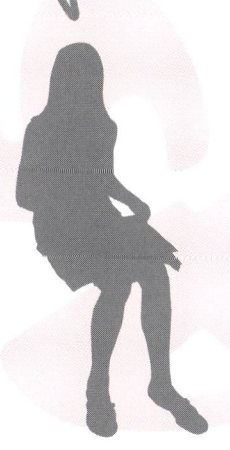

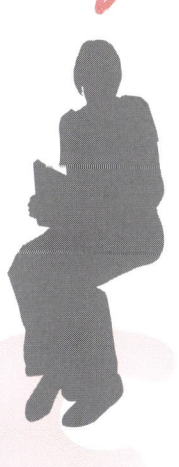

Q49 最近,添付文書でみられる**遺伝子多型**って何でしょうか?

> ①遺伝暗号つまりDNA中のアデニン(A),グアニン(G),シトシン(C),チミン(T)の塩基配列の違いのうち,ある塩基の変化が全人口中1%以上の頻度で存在しているものを遺伝子多型と言う.
> ②他の塩基に置き換わっている対の塩基をSNP(スニップ)と言い,ヒトの遺伝物質の総称であるゲノム中には,約1千万ヵ所のSNPがあると考えられている.
> ③薬効や副作用の個人的な違いは,代謝酵素やトランスポーター,薬物受容体などの遺伝子多型によるものがあることが明らかになった.

　薬物療法は,「くすりの効果を十分に引き出し,副作用を最小限に抑えること」が最大の課題です.しかし,同じような患者さんに同じくすりを同じ量だけ投与しても,その反応は患者さんによって異なることがよくあります.最近は「薬物療法は,患者さん個々によって異なるべきだ」という考え方から,個々の患者さんに対する個別の医療を「オーダーメイド医療」と言うようになってきました.オーダーメイド医療を可能にする技術と理論であるpharmacogenomicsと薬物動態との関係に迫ってみたいと思います.

　従来から,くすりに対する患者さんの反応の個体差はよく知られていました.したがって,臨床でのくすりの投与量は疾患の重症度や合併症の有無,年齢・性別・体重,肝・腎機能などが考慮され,いわゆる「薬物治療の匙加減」として医師が経験則などに基づいて行っていました.しかし,くすりの血中濃度測定が可能になってくると,薬効や副作用は投与量よりは血中濃度に依存することが明らかになってきました.そして,患者さん個々の反応の違いは「くすりの吸収(absorption),分布(distribution),代謝(metabolism),排泄(excretion),つまりADMEの違いにある」と言われ,くすりの身体中での動きを考えて,それを薬物治療に活かそうとするTDM(therapeutic drug monitoring)が発展してきました.しかし,最近はADMEの中でもとくに代謝酵素やトランスポーター,薬物受容体などの遺伝子多型に関する研究が進み,「患者さんの遺伝的要因も薬効の個人差の原因になる」ことが知られてきました.そして,この分野の学問領域であるpharmacogenomicsが著しく発展してきたのです.

　ところでpharmacogenomicsとは何でしょうか? それはゲノムを薬理遺伝学的に扱う体系です.では,いったいゲノムとは何でしょうか? 実はゲノムの適当な日本語訳がまだないのですが,中村[1]によると「ゲノムとは遺伝物質の総称であり,『生命の設計図』である」とされています.

私達の遺伝情報は24種類の染色体（22種類の常染色体とX・Yの2種類の性染色体）に分散される形で蓄えられています．この遺伝情報を担っている化学物質がDNAであり，アデニン（A），グアニン（G），シトシン（C），チミン（T）の4種類の塩基がその構成要素です．精子や卵子に含まれる全遺伝暗号は，これらの4種類の塩基の合計約30億対から成り立っています．さらに体細胞は60億塩基対のDNAを有しています．

　私達の身体はさまざまな蛋白質によって恒常性が保たれています．この蛋白質を作る情報を担っている遺伝子には，どの時期に・どの臓器の・どの細胞で・どれだけの量の・どのような蛋白質を作るのかを規定するプログラムが書き込まれているのです．

　私達の姿かたちがそれぞれ違うように，30億対からなる遺伝暗号も個人間で比較するとかなりの部位で異なっています．この遺伝暗号（塩基配列）の違いのうち，ある塩基の変化が全人口中の1％以上の頻度で存在しているものを遺伝子多型と呼んでいます．塩基の変化とは1つの塩基がほかの塩基に置き換わっているもので，数百塩基対に1つ程度の割合で存在しています．この「遺伝子の塩基配列のうち1ヵ所だけが異なっていること」を1塩基多型またはSNP（single nucleotide polymorphism（SNP），スニップと発音します）と呼んでいます．ヒトのゲノム中には約1千万ヵ所のSNPがあると考えられています．

文　献

1) 中村祐輔：これからのゲノム医療を知る─遺伝子の基本から分子標的薬，オーダーメイド医療まで，羊土社，東京，2009

Q50 薬物代謝酵素の遺伝子多型が薬効や副作用に大きく影響するとのことだけど，例えばどんなくすりで見られるのでしょうか？

> ①代謝酵素の中でとくにCYP2C9，CYP2C19，CYP2D6は遺伝子多型が関わる重要な代謝酵素である．
> ②例えば，CYP2C9の遺伝子多型はワルファリンクリアランスを低下させ，メトプロロールの代謝の低下を引き起こす．
> ③従来，薬物過敏症と考えられていたStevens-Johnson症候群や中毒性表皮壊死症などの重篤な薬疹はHLA遺伝子多型によるものと言われている．

薬物代謝酵素チトクロムP450（CYP）にはさまざまな分子種が存在しますが，とくにCYP2C9，CYP2C19，CYP2D6はSNP（single nucleotide polymorphism）の頻度も高く，臨床的にも重要な代謝酵素であると言われています．例えば，CYP2C9には多くのSNPが報告されていますが，とくに*3（スター3と読みます）というSNPは酵素活性の低下を引き起こし，ワルファリンクリアランスを低下させます．また，メトプロロール酒石酸塩の場合，CYP2D6遺伝子多型により，poor metabolizerはextensive metabolizerに比べてメトプロロールの最高血中濃度（C_{max}）が3倍高く，血中濃度-時間曲線下面積（AUC）が6倍大きいことが示されています．このようにCYPの遺伝子多型は，薬物の体内動態に大きな影響を及ぼす可能性が示され，くすりの効果や副作用の個人差を説明する重要な要素になってきました．また，アンジオテンシン変換酵素（ACE）阻害薬による空咳は，ブラジキニンB_2受容体多型によるものだろうと言われています．従来，Stevens-Johnson症候群や中毒性表皮壊死症などの重篤な薬疹は薬物アレルギーだろうと考えられてきましたが，今はHLA（human leukocyte antigen（HLA），ヒト白血球型抗原）遺伝子多型によるものと言われるようになりました．

内田[1]はカンデサルタンシレキセチル（ブロプレス®錠）の遺伝子多型に関する症例を報告しています．患者さんは89歳男性，高血圧で，カルシウム拮抗薬などが投与されていましたが，190/82 mmHgと血圧コントロール不良でした．そこで，主治医はブロプレス®錠4 mgを追加投与しました．患者さんの血圧は良好に低下し，その日はめまい，ふらつきなどはありませんでした．ところが，翌日にブロプレス®錠4 mg服用後1時間でふらつき感とめまいが出現し，その次の日の服用後においても，前日と同様のふらつき感とめまいを強く感じました．

ブロプレス®錠服用を開始して4日目の朝，この患者さんはブロプレス®錠を飲まないで受診しました．この際の血圧はブロプレス®錠服用後30時間経過しているにもかかわらず，126/64 mmHgと

低下していました．患者さんのふらつき感やめまいの症状は，過度な血圧低下によるものであろうと考え，主治医はブロプレス®錠の投与を中止しました．その後は同様な症状は出現しませんでした．

　ところで，この患者さんに投与されたブロプレス®錠4mgは投与量としては決して多いものではありません．では，なぜこの患者さんでブロプレス®錠4mgによって予期していなかった過度な降圧が起こったのでしょうか？　一般にくすりが効果を現すのは，くすりが吸収され標的細胞に分布する薬物動態の過程，くすりが到達した標的細胞において受容体と結合し薬効を発揮する薬力学的過程，この2つに分かれます．しかし，最近はこれらに加えて患者さんの遺伝的要因が薬効の個人差の原因になることが知られてきました．カンデサルタンシレキセチルはカルボキシエステラーゼによって活性代謝物であるカルデサルタンに代謝変換され，さらにこの一部がCYP2C9により非活性代謝物に代謝されます．そこで，この患者さんのカンデサルタン代謝酵素であるCYP2C9遺伝子を解析したところ，*3のヘテロ接合型，すなわち*1/*3であることが分かりました．さらにカンデサルタンシレキセチルの単回投与後の活性体のカンデサルタン血中濃度を調べたところ，この患者さんのAUCは高齢高血圧患者さんのAUCの平均に比べて約2.5倍高いことが分かりました．したがって，この患者さんが経験した強いめまいやふらつきなどの副作用は，CYP2C9の遺伝子多型によりカンデサルタンの代謝酵素活性が低下し，血中濃度が上昇したことによって過度の降圧が起こったためと考えられました[1]．

文　献

1) 内田信也：病院薬剤師のための遺伝子多型の基礎．ラジオNIKKEI：病薬アワー，2008年9月8日放送 <http://medical.radionikkei.jp/Jshp/final/pdf/080908.pdf>（内容集）

Q51 遺伝子多型によるワルファリンへの薬物動態学的影響と薬力学的影響にはどんなものがあるのでしょうか？

> ①ワルファリンカリウムの維持量がきわめて多い症例がある．
> ②代謝酵素の遺伝子型はCYP2C9*1/*1で，ワルファリンの標的分子の遺伝子型はVKORC1 3673G/Gであった．
> ③薬物動態学的因子による薬効，副作用の予測には限界があり，薬力学的因子の遺伝子多型情報が重要である．

遺伝子は両親から対で受け継ぎますが，その際に同じ型の遺伝子を受け継ぐ場合をホモ接合型と言い，違う型の遺伝子を受け継ぐ場合をヘテロ接合型と言います．ペアの遺伝子の相手方の遺伝子をお互いに対立遺伝子アレル（allele）といっています．優性アレルは他のアレルを支配し，その性質を表面化します．優性アレルが不活性化された場合，あるいはなくなった場合に劣性アレルは現れます．アレルのうち，正常な（本来の）機能をするものを野生型アレルといい，それ以外の塩基配列をもつものを変異型アレルといいます．

近年，ワルファリンの代謝酵素CYP2C9の変異型アレルであるCYP2C9*3を有する患者では，ワルファリンカリウム維持投与量が低いこと，またワルファリンの標的分子vitaminK epoxide reductase complex subunit 1（VKORC1）3673（-1639）G＞AのGアレルを有する患者さんでは，ワルファリンカリウム維持量が高いことが分かってきました．

南畝ら[1)]はワルファリンカリウムの維持量がきわめて高い症例において，その原因を解明するため，ワルファリン血中濃度とCYP2C9遺伝子多型の薬物動態学的要因およびVKORC1遺伝子多型の薬力学的要因の検討を行いました．

症例を示します．患者さんは64歳男性．冠動脈7番の完全閉塞がみられたためにステント治療を受けました．翌日ワルファリンカリウム（ワーファリン®錠）1日4 mgの投与を開始，漸増しました．ワーファリン®はPT-INRを指標として投与量を増減します．PT-INRとは単にINRと表現されることもありますが，プロトロンビン時間比を国際的に標準化したもので，通常2.0〜3.0に保たれます．この患者さんはワーファリン®1日7 mgではPT-INRが1.28と低かったので，1日15 mgに増量しました．9日目のPT-INRは3.37で目標の3.0より高かったので1日10 mgに減量しました．以後安定したPT-INRを得ることができました．

この患者さんの遺伝子解析をしたところ，代謝酵素の遺伝子型は野生型（もっとも高い頻度で見られる型）のCYP2C9*1/*1で，ワルファリンの標的分子の遺伝子型はVKORC1 3673G/Gでした．ワルファリン血中濃度は，投与量に応じた値でした．つまりワルファリンの代謝は正常に行われていたということです．これらのことから，南畝らは，「血液凝固因子の生合成に必須であるビタミンKを活性体にする酵素であるVKORC1の標的遺伝子変異が，ワルファリンカリウム維持投与量が高いことの原因であると考えられる」としています．また「本症例は薬物動態学的因子による，薬効，副作用の予測の限界を示しており，薬力学的因子の遺伝子多型情報が重要であることを示唆するものである」としました．このように遺伝子多型は，薬効の強さ，つまり薬力学的作用にも関与してくることを認識したいと思います．

文　献

1) 南畝晋平ほか：Warfarin維持投与量に対する遺伝子多型のインパクト，TDM研究 25(4)：141-144, 2008

実践編 処方せんや患者さんの状況から遺伝子多型の可能性のある症例であるかどうかを判断することができるのでしょうか？

　症例はMさん，8歳女性，AD／HD．AD／HD（attention deficit／hyperactivity disorder，注意欠陥・多動性障害）とはどんな病気でしょうか？それは，①不注意（物事に集中することができず，忘れ物が多い），②多動性（落ち着きがなく，じっとしていることができない），③衝動性（思いついた行動を唐突に行う，順番を待てない）の3つを中心とする発達障害です．身体の病気のようにAD／HD特有の検査所見があるわけではありませんから，子供の日常行動を問診や調査票によって洗い出し，評価して診断します．治療は心理社会的療法に取り組みながら薬物療法を行います．くすりは中枢神経刺激薬でメチルフェニデート塩酸塩（コンサータ®錠）や抗うつ薬のアトモキセチン塩酸塩（ストラテラ®カプセル）が使われます．

　さて，今回の症例のMさん．公立病院児童精神科からの処方せんを持って母親と一緒に来局しましたが，注意してみるとなんとなく顔色が悪く，不安な様子です．3ヵ月間，病院へ通ってAD／HDの診断がつき，くすりが処方されたのは2週間前でした．そのときにMさんには，ストラテラ®カプセル5 mgを1日2カプセル処方されていました．今日は2度目の来局です．前回，お母さんからいろいろくすりのことを聞かれたのですが，私達もAD／HDの症例は初めてなのでよく分からなくて「調べておきます」と答えていたのでした．今日はストラテラ®カプセルが処方され，酪酸菌製剤（ミヤBM®細粒）が加わっていました．

Rp
①ストラテラ®カプセル10 mg，1回1カプセル，1日2回朝夕食後服用，14日分
②ミヤBM®細粒，1回0.33 g，1日3回毎食後服用，14日分

　ストラテラ®カプセルは，2009年6月に発売された選択的ノルアドレナリン再取り込み阻害薬（selective noradrenalin reuptake inhibitors：NARI）です．最近は，日本の添付文書にも遺伝子多型などの薬理遺伝学的な情報が載るようになりました．これはやがて訪れるであろう簡易で安価な遺伝子診断ができる将来に向けてとてもよいことですね．アトモキセチン塩酸塩はCYP2D6で代謝されます．添付文書の薬物動態に関する項目には表1のような記載があります．

　そこで気になるのは，Mさんにはストラテラ®カプセル投与2週間後にミヤBM®細粒が併用されていることです．お母さんに訊いてみると，食欲が減退して，お腹が痛く，軟便になってきたということです．これはNARIのもっとも多い副作用である胃腸障害ではないかと思われます．もしかしたら

表1 遺伝子に基づいたCYP2D6分類

表現型	表現型の詳細分類	遺伝子型[注1] （アレル／アレル）
PM	PM	不活性型／不活性型
EM	UM	通常活性型／通常活性型[注2]
EM	ホモ接合型	通常活性型／通常活性型
EM	EM ヘテロ接合型 EM	活性低下型／通常活性型 不活性型／通常活性型
EM	IM	活性低下型／不活性型 活性低下型／活性低下型

注1) 通常活性型：野生型*2
　　 活性低下型：*10
　　 不活性型　：*3, *4, *5, *6, *7, *8, *21
注2) 通常活性型を3以上有する場合
PM：poor metabolizer, EM：extensive metabolizer, UM：ultrarapid metabolizer, IM：intermediate metabolizer

［ストラテラ®カプセルの添付文書より引用］

Mさんの遺伝子型は，不活性型のホモ接合型によるアトモキセチンのpoor metabolizerか，あるいは活性低下型/不活性型か活性低下型/活性低下型のintermediate metabolizerかなあと考えられます．そうだとすると，「アトモキセチンの代謝が抑制されたことによって血中濃度が上昇し，NARIとしての副作用が強く出るかもしれない」という推測が成り立ちます．しかし，ここで数万円もする遺伝子検査を薦めることも合理的ではありませんので，Mさんには胃腸症状や下痢がひどくなるようだったら，必ず知らせてくれるようにとお話しして調剤しました．POSによるSOAP薬歴は次のようになります．

P#1 ストラテラ®カプセルによる胃腸障害の可能性

S 食欲が減退して，お腹が痛く軟便になってきた．

O ストラテラ®カプセル投与後2週間での胃腸障害発現．アトモキセチンの代謝酵素はCYP2D6である

A もしかしたら，アトモキセチンの代謝酵素CYP2D6の遺伝子多型によるpoor metabolizerか？あるいはintermediate metabolizerではないだろうか？

P 胃腸症状がひどくなったり，下痢が続くようだったら，早めに相談してくれるように指導．

164　第12章　最近見かける！遺伝子多型の基本

　遺伝子情報をもとにした「個の医療」，つまりオーダーメイド医療の実現にはまだまだ大きな壁があります．例えばさらなるpharmacogenomicsのエビデンスの集積，遺伝子情報の投与設計への科学的な利用法の開発，費用対効果，個人情報の保護などです．さらに今後，臨床での遺伝子多型情報の利用を推進するため，安価で簡便に遺伝子多型を判定できる機器の開発が必要ですので，この点は機器開発メーカーに期待したいと思います．

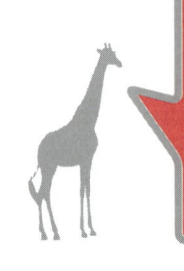

> ❶添付文書の遺伝子情報を的確に捉えておく．とくにCYP2C9, CYP2C19, CYP2D6で代謝される医薬品については薬理作用の過剰発現を見逃さない．
> ❷薬効や副作用に遺伝子情報を根拠にするものがないかどうか患者さんを継続的に観察する．
> ❸患者さんの同意を得て遺伝子検査を行う．

安易に依頼できないなあ……

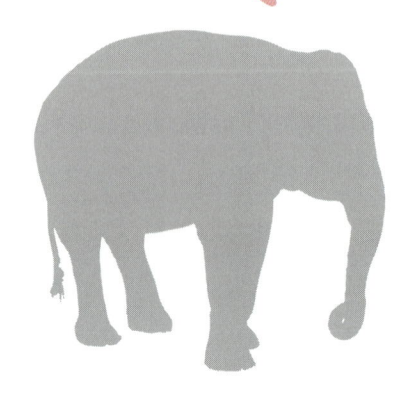

遺伝子検査をするのに数万円もかかるみたいですね．

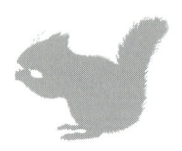

第13章 使ってみよう！コンピューター解析

> うちにも薬物動態を解析してくれるコンピューター解析があればいいのに……

> PEDA-VBがあるじゃないですか！あれは素晴らしいソフトですよ．ぜひ使えるようにしておきたいですね．

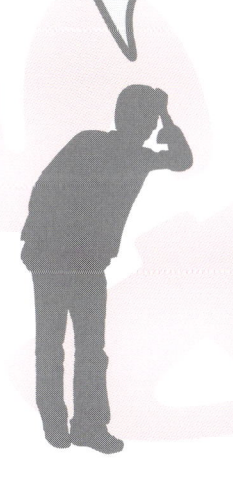

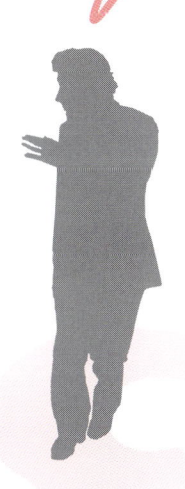

Q52 薬物動態学のプログラムはどういう理論で動いているのでしょうか？

POINT

① t時間後の薬物血中濃度（C）は下記で求められる．

$$C = C_o \times e^{-k_{el} \cdot t}$$

② 初期血中濃度（Co）がCになる時間tは下記で求められる．

$$t = \frac{\ln\left(\dfrac{C_o}{C}\right)}{k_{el}}$$

k_{el}：消失速度定数

③ 非線型モデルであるフェニトインの投与量（Dose）は最大代謝速度（単位時間あたりに代謝できる最大量）をV_{max}，Michaelis定数をK_mとすると下記で求められる．

$$Dose = \frac{V_{max} \times C_{ss \cdot ave}}{K_m + C_{ss \cdot ave}}$$

$C_{ss \cdot ave}$：定常状態での平均薬物血中濃度

　一次速度過程が成立する1-コンパートメントモデルからの消失速度は，体内薬物量に比例するという一次速度過程の原則で動いています．体内薬物量をX，時間をt，比例定数をk_{el}とします．このことを数式で表すと次のようになります．

$$\frac{dX}{dt} = -k_{el} \times X$$

　体内薬物量Xの消失速度ですから，Xは微分で表されて，右辺の比例式にマイナスがつきます．この微分方程式の右辺のXを移項し両辺を積分して解くと，体内薬物量Xを初期体内薬物量Xoの関数として次のように表すことができます．

$$X = X_o \times e^{-k_{el} \cdot t}$$

　ところが，体内薬物量Xを求めることはできませんので，通常血中濃度Cが求められます．そこで，初期体内薬物量をXoとすると，**Xo = Co × Vd** という関係が成り立ちますから，

図1 常用対数の片対数グラフのプロット

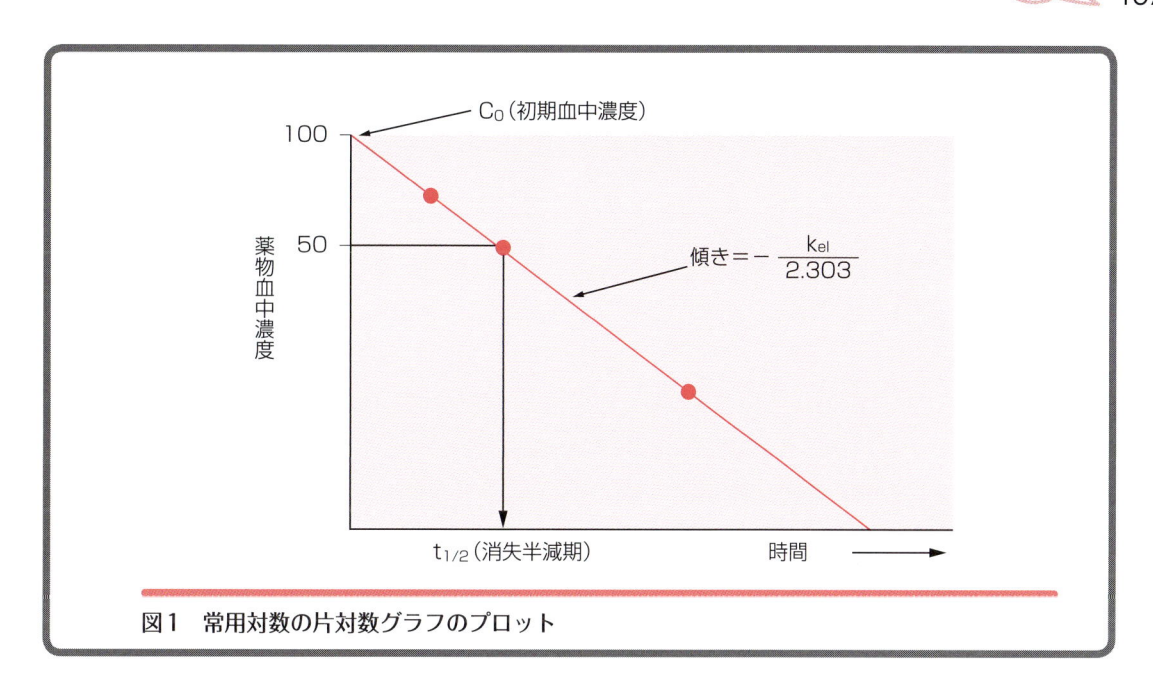

グラフ説明：縦軸は薬物血中濃度（C_0（初期血中濃度）が100、$t_{1/2}$（消失半減期）で50）、横軸は時間。傾き $= -\dfrac{k_{el}}{2.303}$

$$C \times V_d = C_0 \times V_d \times e^{-k_{el} \cdot t}$$

となり，両辺を V_d で割ると，

$$C = C_0 \times e^{-k_{el} \cdot t}$$

となります．ここで，t時間後の血中濃度Cが初期血中濃度C_0の関数として表されました．薬物動態理論の一次消失速度式の計算は，この基本式から成り立っています．例えば，消失係数は $1 - e^{-k_{el} \cdot t}$ で表されますし，蓄積係数は $1 / (1 - e^{-k_{el} \cdot t})$ で表されます．

薬物血中濃度を常用対数の片対数グラフにプロットすると，図1で表すことができます．

$C = C_0 \times e^{-k_{el} \cdot t}$ の両辺に対数をとると，

$$\ln C = \ln C_0 - k_{el} \cdot t$$

となります．ここで，$\ln C = 2.303 \times \log C$ の関係がありますので，$2.303 \times \log C = 2.303 \times \log C_0 - k_{el} \cdot t$ です．したがって，

$$\log C = \log C_0 - \frac{k_{el}}{2.303} t$$

ですから，血中濃度の常用対数と時間tに対してプロットすると図1に示される直線になり，傾きは $-k_{el}/2.303$ です．また，血中濃度の自然対数をプロットすると，傾きは $-k_{el}$ になります．消失半減期 $t_{1/2}$ は下記で求められます．

$$t_{1/2} = 0.693 / k_{el} \quad (\ln 2 = 0.693 なので)$$

また，$\ln C = \ln Co - k_{el} \cdot t$ から，血中濃度がCoからCになる時間tが求められます．つまり，

$$t = \frac{\ln Co - \ln C}{k_{el}} = \frac{\ln\left(\frac{Co}{C}\right)}{k_{el}}$$

です．

　非線型モデルのフェニトインの血中濃度は投与量に比例しません．なぜなら，代謝反応に関与する酵素が飽和されるからです．フェニトインの消失半減期は長いので，定常状態では血中濃度の上下変動は小さく，最高血中濃度や最低血中濃度をあまり意識する必要はありません．したがって，採血時間はいつであっても大差はないと考えられます．

　目標とするフェニトイン定常状態での平均血中濃度を$C_{ss \cdot ave}$とすると，フェニトインの1日あたりの投与量Doseは最大代謝速度（最大代謝量）をV_{max}，Michaelis定数をK_mとすると，

$$Dose = \frac{V_{max} \cdot C_{ss \cdot ave}}{K_m + C_{ss \cdot ave}}$$

です．$Dose/\tau/C_{ss \cdot ave} = CL_{tot}$ の関係にあり，τは1日なので，上式の両辺を$C_{ss \cdot ave}$で割ると，フェニトインクリアランスを計算する下記の式が誘導されます．

$$CL_{tot} = \frac{V_{max}}{K_m + C_{ss \cdot ave}}$$

　後ほど触れるTDMソフトPEDAは，非線形モデルもサポートしています．

Q53 推計的なアプローチと言われるBayes法（Bayesian法）とはどんな方法論なのでしょうか？

①母集団薬物動態学（population pharmacokinetics）は，あらかじめ母集団の薬物動態パラメータを求め，その値と個々の患者から得られたデータを用いることで，最適な投与設計を行おうとするものである．

②最小二乗法とは，複数回数の採血で得られた血中濃度の実測値と，それらを適切な動態モデル式に当てはめて算出される予測値との差の平方和が最小になるように計算し，患者個人の薬物動態パラメータを決定する方法である．

③Bayes法（Bayesian法とも言います）とは，患者の血中濃度の実測値に加え，母集団の動態パラメータの平均値，分散や誤差変動などの事前情報も含めて総合的に解析を行い，患者個人の薬物動態パラメータを推定する方法である．

④Bayes法では，最低1点の測定値からでも母集団の動態パラメータを使用して患者個々の動態パラメータを求めることができるとともに，患者負担や血中濃度測定に要する労力・コストの軽減が可能となる．

　患者さんが属する集団（母集団）の薬物動態パラメータを求め，その値と血中濃度実測値などの個々の患者から得られたデータを用いることで，最適な投与設計を実施しようとするのが母集団薬物動態学（population pharmacokinetics）です．そのために用いられる統計学的な方法論がBayesの定理です．つまり，Bayes法は，統計学の基礎理論であるBayesの定理をpopulation pharmacokineticsの方法論として応用したものです．

　英国の牧師さんであったThomas Bayesによって提唱された「定理」が公表されたのは1763年のことですが，このBayesの定理が統計学の大切な基礎理論として認知されたのは20世紀に入ってからのことです．

　Bayesさんは，「事柄Aが起こる確率が○○％であるとの情報を得たとする．ここで，事柄Bが起こる確率が△△％とすると，事柄Aが起こったと判明したときの事柄Bが起こる確率はいくらになるか？ すなわち，事柄Aの発生確率に関する事前データを参考にした場合には，事柄Bの発生確率はいくらになるか？」ということを精度よく推定するための方法論を提案したのです．次に示した数式がBayesの定理と呼ばれるものです．

> **Bayesの定理**

2種類の事象A, Bがあったとき，各々の起こる確率をP(A)，P(B)とすると，Bが起こったという条件のもとでAが起こる確率，すなわちAの条件つき確率P(A | B)は次の式で表される．

$$P(A \mid B) = \frac{P(B \mid A) \cdot P(A)}{P(B)}$$

したがって，この定理を用いるためには，事前にAに関する情報を持っている必要があります．薬物動態学の世界で言えば，事前情報Aは，ある母集団におけるクリアランスや分布容積などのそれぞれの薬物動態パラメータの平均値や分散などに対応します．あるくすりの血中濃度推移を予測するときに，事前に手に入れておくべき動態値は，なるべく同じ母集団を反映したものにすることが大切です．対象を小児，成人，高齢者など年齢別に層別したり，腎機能障害や肝機能障害がある場合，ない場合など個別に求める必要があります．その方法によって予測精度が向上するからです．

Bayesの定理を薬物動態学の世界に初めて応用したのは，カリフォルニア大学のSheinerさんで1972年のことでした．そしてこのコンピュータープログラムNONMEMのIBMバージョンが1979年に発表されています．現在は，このNONMEMが薬物動態理論の世界標準的なプログラムとして汎用されています．

ところで，統計学手法の最小二乗法とBayes法とはどのように異なり，どのような意義があるのでしょうか？ 最小二乗法を採用するためには，少なくとも4～5ポイント以上の血中濃度データが必要です．薬物血中濃度と時間との関係がいくつかのパラメータにより定まる動態モデル式により表されるとき，複数回数の採血で得られた血中濃度の実測値が，そのモデル式にもっともよく適合するパラメータを推定する方法が最小二乗法です．すなわち，実測値とモデル式から算出される予測値との差の平方和が最小になるような動態パラメータを組み入れたモデル式を最終的に選択することになります．対象患者から得られるデータのみでパラメータ値を求めることが最小二乗法の大きな特徴と言えます．一方Bayes法は，母集団動態パラメータの平均値や分散，誤差変動などの事前情報が必要になります．患者さんの血中濃度の実測値のほか，患者さんの年齢・体重・性別や各種臨床検査値に加え，事前情報も組み入れて総合的に解析を行い，患者さん個人の薬物動態パラメータ値を推定する方法です．すなわち，これらのデータから，それぞれのパラメータについて，取りうる確率がもっとも高い動態値を抽出するわけです．

最小二乗法によって患者さんのパラメータ値を得ようとすれば，パラメータ数を上回った血中濃度測定ポイントが必要になるため，患者さんの負担が大きく，測定に要する労力やコストが問題となります．しかしBayes法では，最低1点の測定値からでも母集団の動態パラメータを使用して患者さん個々の動態パラメータを求めることが可能です．もちろん，くすりの用法・用量などの投与履歴や採血時間は既知であることは言うまでもありませんが，最小二乗法で見られる欠点を著しく軽減することができ，広く臨床に応用されています．

日本でもBayes法を組み込んだ投与設計プログラムが比較的容易に入手できます．それらは，簡単に患者さんのパラメータを決定し，くすりの最適な投与間隔や投与量を示してくれます．しかし，ここに大きな落とし穴が待っています．それは投与設計理論を理解しないでパソコンが出力する結果だけを使うと，危険な場合があるということです．例えばテオフィリンの投与設計の場合，吸収速度過程は一次速度過程を採用しているのか，あるいはゼロ次速度過程を採用しているのかを選択しなければなりません．つまり普通錠と徐放錠では選択が異なります．もしかしたら外国人のデータではありませんか？　そうだとすると分布容積が大きいのではありませんか？　そのまま投与量を決めると過量になってしまいます．このようにパソコンを，「データを入れれば，何でも答えてくれるドラえもんのポケットにしてしまう」のはとても危険なことです．しっかりと薬物動態学の基礎理論を学びましょう．

牧師さんっていうのも意外だね．

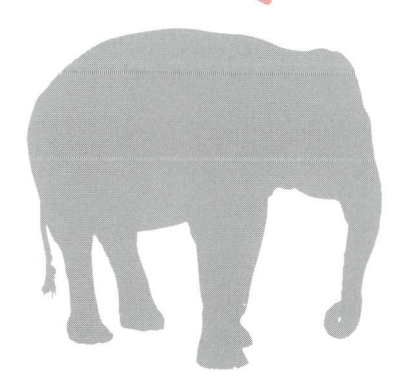

Bayesさんは250年も前にこの定理を提唱したんですね．

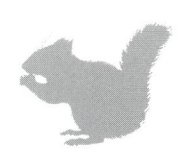

Q54 コンピューターソフトTHEOPREDICT Ⅲ はどのようにして使うのでしょうか？

> ① THEOPREDICT Ⅲ は，テオフィリンのゼロ次吸収過程および一次吸収過程を有する1-コンパートメントモデルに基づいたテオフィリン投与設計プログラムである．
> ② テオドール®シロップやドライシロップには，一次吸収過程を有する1-コンパートメントモデルが適用されている．
> ③ THEOPREDICT Ⅲ はBayes法を適用していて，1点のテオフィリン血中濃度から患者パラメータの決定および血中濃度シミュレーションが可能である．

　THEOPREDICT Ⅲ は，東京大学医学部附属病院薬剤部の監修により三菱ウェルファーマ社（現・田辺三菱製薬）が作成したテオドール®（テオフィリン）専用薬物動態解析ソフトです．プログラムはBayes理論に基づき血中濃度測定データが1点でも薬物動態値を算出します．また，血中濃度や用法用量を設定することで算出した薬物動態値をもとに血中濃度の値を予測する機能も有しています．

　THEOPREDICT Ⅲ はテオドール®錠，テオドール®顆粒に対してはゼロ次吸収過程を有する1-コンパートメントモデル式を，テオドール®シロップ・ドライシロップに対しては一次速度吸収を有する1-コンパートメントモデル式が採用されています．

表1　テオフィリンの母集団パラメータ

年齢層 \ 項目	見かけ上の分布容積〔Vd〕(L/kg) アミノフィリン®静注時	見かけ上の分布容積〔Vd〕(L/kg) テオドール®投与時	クリアランス〔CL〕(L/時/kg)	ゼロ次吸収速度率〔AR〕(%dose/時)
0歳＜　≦0.5歳 (6.5ヵ月)	0.400	0.734	0.037	29.51
0.5歳＜　≦1.0歳 (6ヵ月)	0.400	0.734	0.058	29.51
1.0歳＜　≦2.0歳	0.400	0.734	0.061	29.51
2.0歳＜　≦9.0歳	0.450	0.734	0.072	22.76
9.0歳＜　≦17.0歳	0.450	0.734	0.056	22.76
17.0歳＜　≦60.0歳	0.450	0.638	0.040	22.05
60.0歳＜	0.450	0.557	0.037	16.80

表2 テオドールシロップ・ドライシロップの母集団パラメータ

	分布容積〔Vd〕(L/kg)	クリアランス〔CL〕(L/時/kg)	一次吸収速度定数〔Ka〕(1/時)
小児(3〜11歳) n=17	0.881 (27.0%)	0.083 (44.3%)	0.511 (41.9%)
成人(21〜48歳) n=53	0.673 (19.8%)	0.050 (34.0%)	0.555 (36.2%)

( ) = CV%

表3 THEOPREDICT Ⅲによる患者さんのテオフィリン推定薬物動態値

患者背景	患者症状	推定薬物動態値			
		薬物動態値	患者推定値	母集団値	CV%
0005	疾患名：気管支喘息	AR (% dose/時)	16.53	16.80	50
T(氏名)	喫煙：吸わない 発熱：なし	k_a(1/時)	—	—	—
男	発作の状態：喘鳴	Vd(L/kg)	0.611	0.557	70
S16/08/21	副作用：—	Vd(L/kg)			
69.3歳	副作用コメント：	CL_{tot}(L/kg/時)	0.030	0.037	50
68.0 kg		t_{max}(時間)	6.0		
担当医師：		C_{max}(μg/mL)	12.0	—	—
		$t_{1/2}$(時間)	14.1	—	—
		C_{min}(μg/mL)	5.0	—	—

併用薬剤	合併症	投与方法（定刻投与）				
		時刻	使用薬剤	剤形	方法	量*	点滴時間
		08：00	テオドール®	100 mg錠	経口	400.00	—

*投与量の単位は，経口・静注のときmg，点滴のときmg/kg/時になります．

　表1，表2にTHEOPREDICT Ⅲで用いているアミノフィリン®（アミノフィリン）とテオドール®シロップ・ドライシロップの母集団パラメータを示しました．

　患者さんはTさん，69歳男性，体重68 kg．気管支喘息ですが，現在発作はなく喘鳴がときおりあるのみです．テオドール®錠400 mg朝食後服用しています．服用開始10日目で服薬直前のテオフィリン血中濃度を測定したところ，5.0 μg/mLでした．これで1点の血中濃度が得られましたので，母集団パラメータとBayes法を使って，患者さんの薬物動態値を推定できます．結果を表3に示しました．

図1 テオフィリン血中濃度推移

図2 テオフィリン血中濃度の定常状態での推移

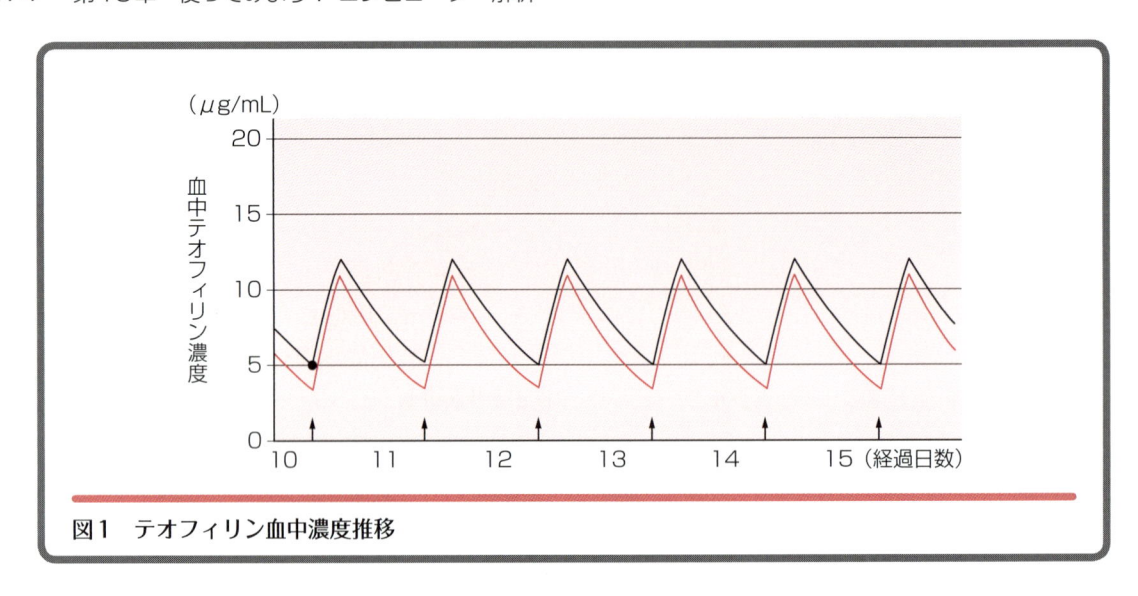

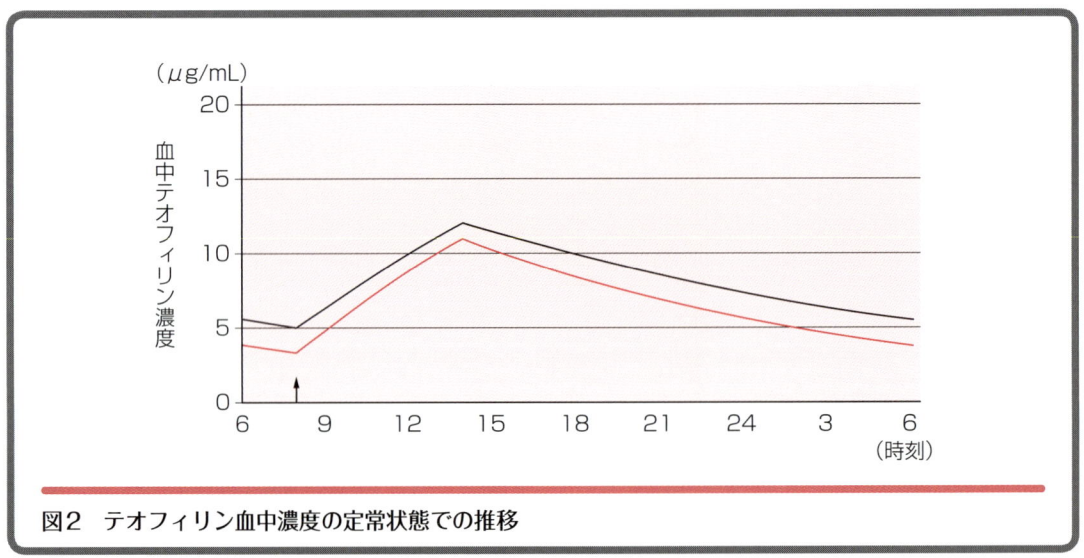

　THEOPREDICT Ⅲで示されたテオフィリン血中濃度推移を図1，図2に示しました．このようにTHEOPREDICT Ⅲは血中濃度推移と血中濃度の定常状態での推移の2つの図を出力します．とくに血中濃度推移は，母集団パラメータを用いた血中濃度と，Bayes法を用いて解析した患者さんのパラメータに基づく血中濃度を示しますので，比較対照ができますから，血中濃度は通常のパターンを示しているのか，通常とはかけ離れているかどうか，一目で分かります．

　図1，図2の下の赤い線が母集団パラメータによる血中濃度推移です．上の黒い線が患者さんの解析結果による血中濃度推移です．患者さんのクリアランスが母集団パラメータより小さいことから血中濃度が高めに出ています．テオフィリン血中濃度は，5〜12 μg/mLに収まっていますので，発作がない喘鳴程度であれば適切な血中濃度であると思われます．

Q55 TDM支援ソフトPEDAは日本の臨床現場でもっとも多く使われていますが，PEDA-VBにはどんな特徴があるのでしょうか？

POINT

①PEDA-VBは17の薬物のBayes法による血中濃度解析を可能にしている．
②その他に任意のパラメータによる投与設計が可能であり，有効血中濃度が設定されている薬物のTDM解析が可能である．
③population pharmacokineticsよるBayes法を用いた解析と血中濃度グラフのビジュアルな展開は，説得力をもつツールとして大きな威力を発揮する．

　Therapeutics drug monitoring (TDM) 支援プログラム PEDA (parameter estimation and dosage adjustmentの頭文字をとって名付けられた) は，Windows環境下で使用可能としたF-BASIC版から，Graphic User Interface，コピー機能などのWindows環境下の機能を移植し，PEDA-VBに進化しました．また，PEDA-VBは2-コンパートメントモデルが使用できるようになりました．

　PEDA-VBは，患者情報の入力，薬物および解析で使用する母集団パラメータ，あるいは最低1点の測定値よりBayes法によって推定したBayes推定患者パラメータを用いて，下記の機能が使用できます．

　　　①現在のスケジュールでの血中濃度予測値算出
　　　②シミュレーションカーブの作成
　　　③母集団および推定患者パラメータを用いた投与計画の作成

　PEDA-VBはこれらの機能をGraphic User Interface使用により，F-BASIC版PEDAなどと比べ，入力・選択などを簡潔に行うことができます．表1に選択可能な薬物およびコンパートモデルを示しました．

　PEDA-VBについては，じほう社から「PEDAによるTDMの実際」が解説本付きで出されています[1]．この本では12種類の薬物血中濃度の評価と投与設計について詳しく語られているとともに，母集団パラメータ一覧が付いています．また，TDMのための臨床薬物速度論やBayes法の考え方とその取扱いについても解説されている興味深い本です．それらの理論はとても分かりやすくていねいに書かれています．

表1　PEDA-VBで選択可能な薬物およびコンパートメントモデル

分　類	薬　物	モデル	分　類	薬　物	モデル
抗てんかん薬	フェノバルビタール	1	抗菌薬，抗生物質	カナマイシン硫酸塩	1
	フェニトイン（非線形）	1		アミカシン硫酸塩	1
	バルプロ酸ナトリウム	1		トブラマイシン	1
	カルバマゼピン	1		ゲンタマイシン硫酸塩	1
	プリミドン	1		ジベカシン硫酸塩	1
気管支拡張薬	テオフィリン	1	その他	ジゴキシン	1
抗菌薬，抗生物質	バンコマイシン塩酸塩	1・2		リドカイン塩酸塩	1
	アルベカシン硫酸塩	1・2		炭酸リチウム	1
	テイコプラニン	1・2		任意のパラメータ	1・2

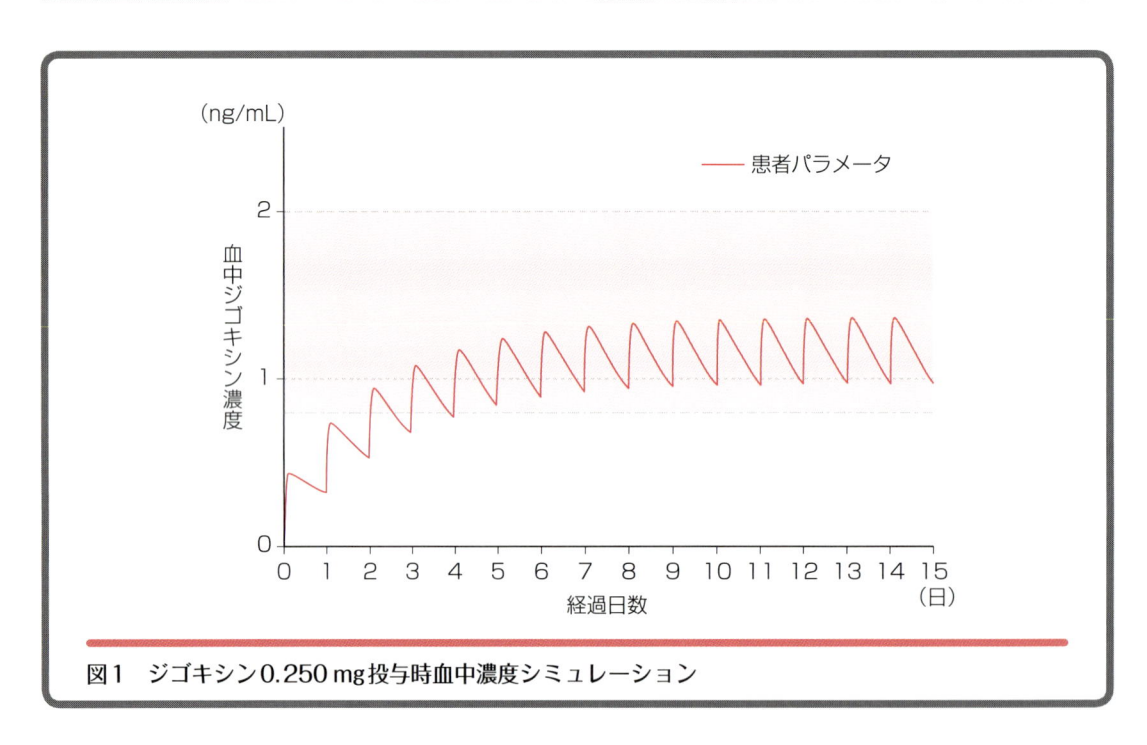

図1　ジゴキシン0.250 mg投与時血中濃度シミュレーション

　ジゴキシン血中濃度のシミュレーションを通して，その優れた機能をみてみましょう．患者さんは60歳女性で身長150 cm，体重50 kgで，クレアチニンクリアランスは80 mL/分です．うっ血性心不全の診断により，ジゴシン®（ジゴキシン）0.25 mg/日が投与されました．血中濃度を予測してみると**図1**のようになります．

　ジゴキシン血中濃度は約10日後に定常状態に達し，1.0〜1.3 ng/mLの範囲にあることが推測されます．この患者さんのジゴキシン血中濃度は10日目の最低血中濃度が1.0 ng/mLでした．1点の血中濃度が求められましたので，内蔵している母集団パラメータを使い，Bayes法による薬物動態パラメータが求められます．PEDAによる計算値を**表2**に示しました．

表2 症例のPEDAによる計算値

パラメータ	母集団パラメータ	Bayes修正値	誤差(%)
CL(L/kg/時)	0.124	0.118	−4.56
Vd(L/kg)	7.7	7.7	0.04
k_a(1/時)	1.500	1.499	−0.08

　この血中濃度は，現在おおむね妥当と考えられている平均血中濃度と比較して少し高めですね．PEDA-VBは簡単に希望とする血中濃度を達成する投与量を提示してくれます．このようにPEDA-VBによる解析は，多くの臨床上有用な情報を提供します．

文　献

1) 松山賢治ほか(編)：PEDAによるTDMの実際―薬物治療の個別化に向けて，じほう，東京，2004

実践編

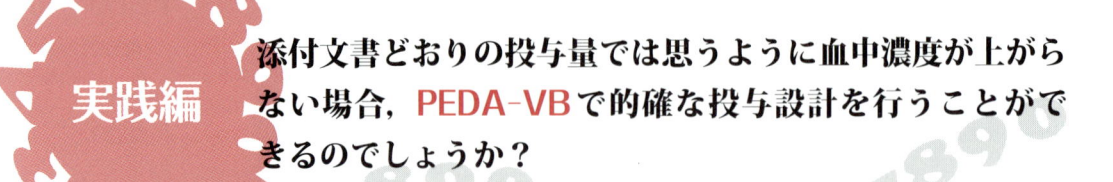

添付文書どおりの投与量では思うように血中濃度が上がらない場合，**PEDA-VB** で的確な投与設計を行うことができるのでしょうか？

症例はYさん，43歳男性で身長170 cm，体重64 kg，てんかんの診断でバルプロ酸ナトリウム徐放錠（デパケン®R錠）600 mg/日，1日1回の服用を開始しました．腎・肝機能とも異常はなく，現在投与開始1ヵ月目ですが，今回てんかん発作がありました．バルプロ酸血中濃度は服薬10分前で30 μg/mLです．添付文書に示された有効血中濃度域40〜120 μg/mLを下回っています．そこで，最低血中濃度を何とか40 μg/mLに上げたいと思います．投与量はどのくらいがいいでしょうか？

一次速度過程が成立するとして，比例式で投与量を算出してみましょう．

$$\text{新投与量} = 600 \text{ mg} \times \frac{40 \text{ μg/mL}}{30 \text{ μg/mL}} = 800 \text{ mg}$$

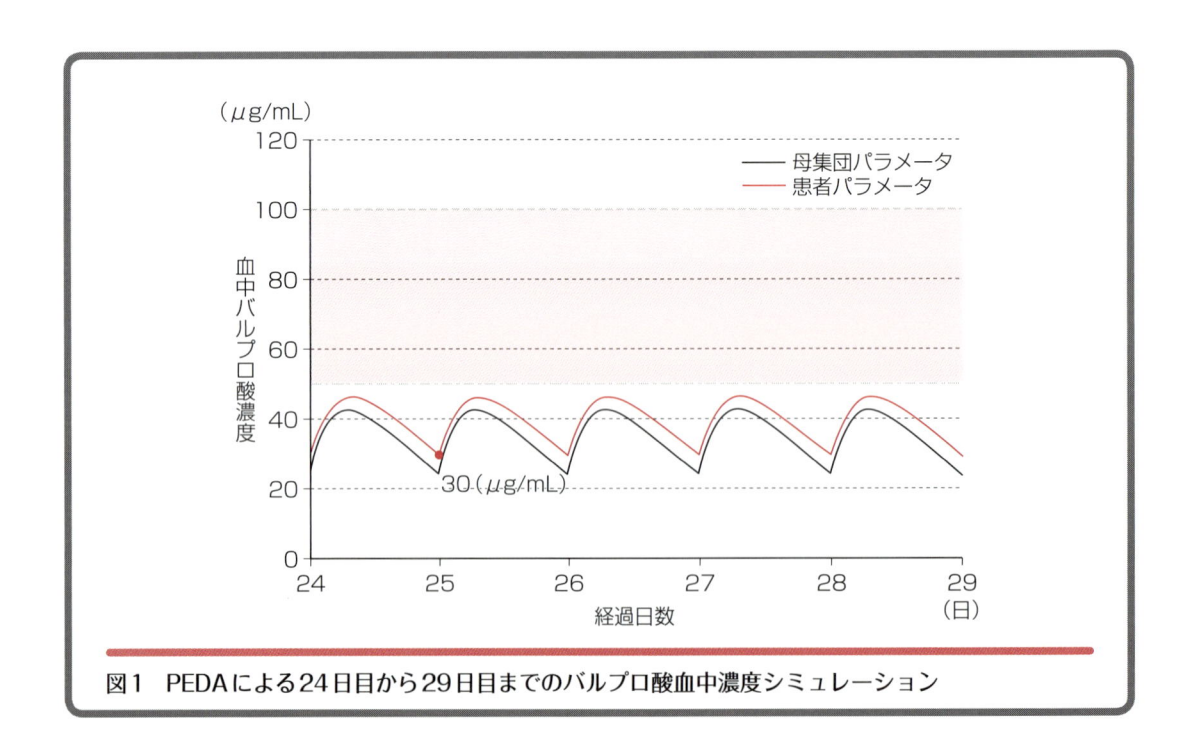

図1 PEDAによる24日目から29日目までのバルプロ酸血中濃度シミュレーション

表1 バルプロ酸ナトリウム薬物動態パラメータ

	母集団パラメータ	患者パラメータ	残差(%)
クリアランス(L/kg/時)	0.011	0.010	−10.3
k_{el}(1/時)	0.04330	0.04154	−4.1
Vd(L/kg)	0.254	0.238	−6.5
k_a(1/時)	0.230	0.178	−22.7
$t_{1/2}$(時間)	16.0	16.7	

k_a：吸収速度定数

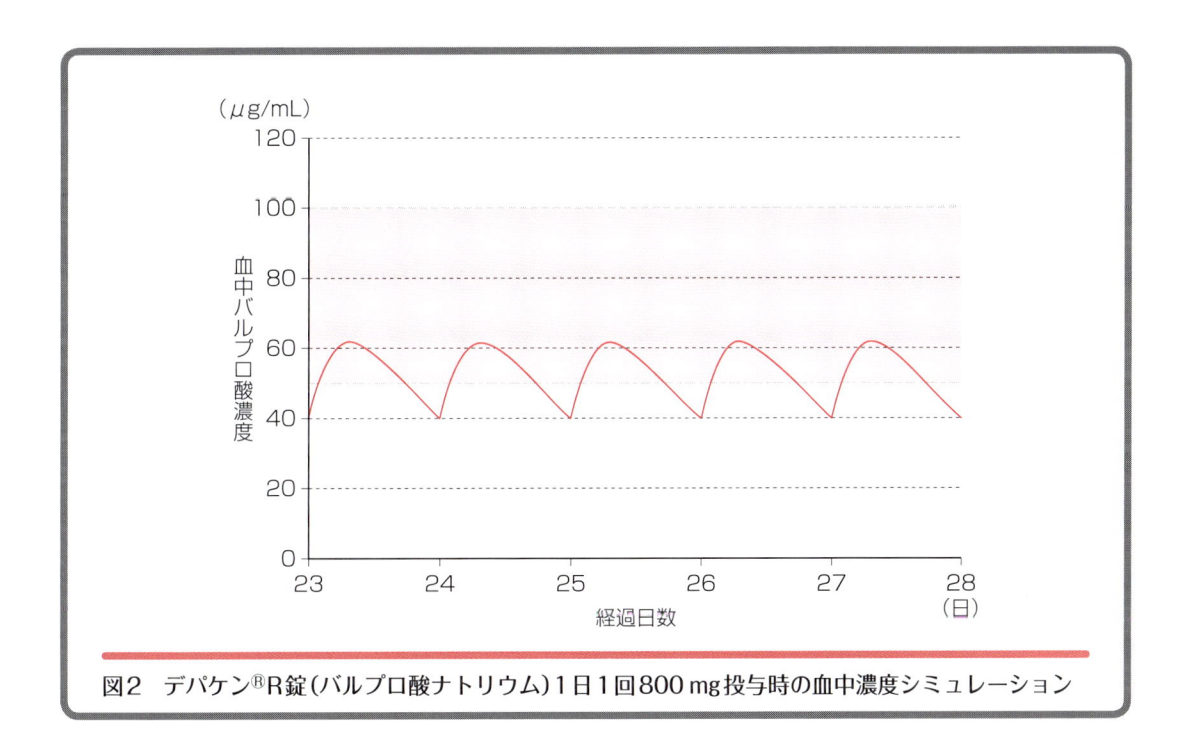

図2 デパケン®R錠（バルプロ酸ナトリウム）1日1回800 mg投与時の血中濃度シミュレーション

　1日800 mgのデパケン®R錠の投与が推奨されます．新しい投与量で定常状態に達する1週間後以降にバルプロ酸血中濃度を測定することを薦めることとなるでしょう．さて，PEDA-VBによるアプローチだとどういうことになるのでしょうか？

　PEDA-VBでこの患者さんの薬物動態パラメータを求め，血中濃度をシミュレーションしてみましょう．投与開始24日目から5日間を出力させました（図1）．
　1日1回600 mg投与時の，24日目から29日目のPEDAによる血中濃度シミュレーションです．下の血中濃度が母集団パラメータによる血中濃度で，上がYさんの患者パラメータに基づく血中濃度シミュレーションです．PEDAでは患者パラメータによる血中濃度は赤線で示されますので明確に区別できます．ご覧のように定常状態のバルプロ酸血中濃度はPEDAで示されている有効血中濃度域の50〜100 µg/mLと比較して，常にそれ以下にあるのが分かりますね．

患者さんの薬物動態パラメータは，クリアランス0.010 L/kg/時，分布容積0.238 L/kg，吸収速度定数0.178/時，消失速度定数0.042/時，消失半減期16.7時間と計算されました．患者推定予測最高血中濃度45.96 μg/mL，平均血中濃度39.58 μg/mL，最低血中濃度29.38 μg/mLと推測されています．表1にPEDAによって求められたバルプロ酸の母集団パラメータと患者固有の薬物動態パラメータを示しました．

さて，バルプロ酸の最低血中濃度を40 μg/mLにしたいのでした．PEDAは推奨投与量設定画面に行きます．目標最低濃度を40 μg/mL，目標最高濃度を80 μg/mLと入力すると，推奨投与間隔27時間，推奨維持量936 mgと示されます．そこで，新しい投与間隔を24時間に短くし，投与量を800 mgにすると，血中濃度シミュレーションが図2のように示されます．

このように，1日1回800 mg投与時のバルプロ酸血中濃度は確実に最低血中濃度40 μg/mLを上回りますが，PEDAに示された有効血中濃度域50～100 μg/mLを1/3日，つまり8時間は下回ることが分かります．従来の比例式による推薦投与量1日800 mgと数値的には同じ結果になりました．しかし，PEDAは現在の投与量による血中濃度を示すとともに，投与設計による推奨投与量の血中濃度を1枚の図としてビジュアルに示すことができ，処方医への説得力は格段に高まります．ぜひPEDAによる投与設計を試みましょう．医師からの信頼度は倍増します．

索引

欧文

A

α相　15
ADME　101
A／G（アルブミン／グロブリン）比　135
AUC　9, 136, 159
AUC_{0-24}　9
AUC／MIC　136

B

β相　15
Bayesの定理　170
Bayes法（Bayesian法）　169
Beers Criteria　102
Beers Criteria Japan　102, 105

C

C／D比（血中濃度／投与量の比）　128
C_{max}／MIC　136
Cockcroft-Gaultの式　86, 90
CYP1A2　144
CYP2C9　158
CYP2C19　139, 158
CYP2D6　158

G

Giusti-Hayton法　92, 95

H

human leukocyte antigen（HLA）　158

L

log P　64
Ludden法　151

M

Michaelis-Menten式　150
Michaelis定数（K_m）　150
M／P比（milk／plasma ratio）　116

N

NONMEM　170

P

PEDA-VB　175, 178
pharmacogenomics　156
PK-PD分析　121, 134, 136
population pharmacokinetics　169

R

relative infant dose（RID）　118
Ritschel理論　25

S

single nucleotide polymorphism（SNP）　156

T

TDM　39, 133, 156
THEOPREDICT Ⅲ　172

数字

1-コンパートメントモデル　12
2-コンパートメントモデル　14

和文

あ

アジスロマイシン水和物　19, 21
アスピリン　108, 138
アスペノン®　6
アゼルニジピン　129

頭打ち型非線形動態　8
アトモキセチン塩酸塩　162
アプリンジン塩酸塩　6
アマリール®　29, 31
アミノフィリン　48, 173
アミノフィリン®　173
アムロジピンベシル酸塩　13, 100
アムロジン®　13, 100
アモキシシリン水和物　119
アリセプト®　27
アレビアチン®　152

い
一次消失速度過程　2
遺伝子多型　155
インデラル®　71

え
エースコール®　71
エナラプリルマレイン酸塩　66, 74
塩基配列　156
塩係数（S）　36

お
オメプラゾール　138
オメプラール®　138

か
ガスター®　90, 109
カルスロット®　15
カルバマゼピン　127, 142
カルブロック®　129
肝クリアランス（CL_h）　56, 68
肝血流量（Q_h）　68
肝消失型薬物　53, 60, 68, 87
肝腎消失型薬物　60, 67, 88
肝抽出率（E_h）　68, 71

き
基質濃度（[S]）　150
基本用語　11

く
グラクティブ®　82
グリメピリド　29, 31
クレアチニンクリアランス（Ccr）　79, 80, 86, 94
クロピドグレル硫酸塩　138

け
血漿蛋白結合　8, 143, 146

血清クレアチニン（Scr）　79
血中尿素窒素（BUN）　79
血中濃度－時間曲線下面積（AUC）　9, 136, 159
血中薬物消失時間　30

こ
効果持続時間　23
効果発現時間　23
抗てんかん薬　126
高齢者　71, 80, 82, 84, 97
高齢者の安全な薬物療法ガイドライン2005　102
コニール®錠　3
コンパートメントモデル　12
コンピューター解析　165

さ
最高薬物血中濃度（$C_{ss \cdot max}$）　47
最小二乗法　169
最小発育阻止濃度（MIC）　136
最大代謝速度（V_{max}）　150
最低薬物血中濃度（$C_{ss \cdot min}$）　47
サワシリン®　119
酸解離定数（pKa）　116
サンリズム®　108

し
糸球体濾過量（GFR）　79
ジギラノゲン®　94
ジクロフェナクナトリウム　17
ジゴキシン　41, 44, 84, 176
ジゴキシンKY®　41
ジゴシン®　44, 84, 176
ジスロマック®　19, 21
ジソピラミド　42
シタグリプチンリン酸塩水和物　82
シメチジン　127
授乳婦　115
消失速度定数（k_{el}）　12, 16
消失半減期（$t_{1/2}$）　14, 24, 84
上昇型非線形動態　6, 144
脂溶性薬物　64
初回通過効果　149
腎機能低下　74, 77
腎クリアランス（CL_r）　56
腎排泄型薬物　53, 60, 87
シンバスタチン　129

す
推算GFR（e-GFR）　86
水溶性薬物　64
ストラテラ®　162

索引

せ
ゼロ次消失速度過程　2
線形型速度過程　4
線形型薬物　4

そ
組織移行　21

た
体内消失時間　83
対立遺伝子アレル　160
タガメット®　127
タンボコール®　40, 57

ち
蓄積率　39
中央コンパートメント　14

て
定常状態　24, 36
定常状態到達時間(t_{ss})　24
テオドール®　48, 50, 172
テオフィリン　48, 50, 144, 172
テグレトール®　127, 142
デスラノシド　94
デパケン®　178
テモカプリル塩酸塩　71
テルミサルタン　9

と
ドネペジル塩酸塩　27

に
日本腎臓学会GFR推算式　86
乳児薬剤摂取量　118
尿中未変化体排泄率(f_u)　62, 64, 88

ね
ネオフィリン®　48

は
バイアスピリン®　108, 138
バイオアベイラビリティ(F)　37
パキシル®　149
バルニジピン塩酸塩　122
バルプロ酸ナトリウム　8, 178
パロキセチン塩酸塩水和物　149

ひ
非線形型薬物　5, 9, 141, 148, 150
非線形速度過程　142

非線形動態　4
ヒダントール®　127
ヒポカ®　122
ピルジカイニド塩酸塩水和物　108

ふ
ファムシクロビル　80
ファムビル®　80
ファモチジン　90, 109
フェニトイン　127, 147, 152
プラビックス®　138
フルニトラゼパム　108, 111
フレカイニド酢酸塩　40, 57
プレドニゾロン　126
プレドニン®　126
プロプラノロール塩酸塩　71
分布容積(Vd)　12, 18, 21

へ
平均薬物血中濃度($C_{ss \cdot ave}$)　36, 42, 44
併用禁忌　122, 129
併用注意　122, 129
ヘテロ接合型　160
ベニジピン塩酸塩　3
ベプリコール®　31
ベプリジル塩酸塩水和物　31
変異型アレル　160

ほ
母集団薬物動態学　169
ホモ接合型　160
ボルタレン®　17

ま
末梢コンパートメント　14
マニジピン塩酸塩　15
慢性腎臓病(CKD)　83

み
ミカルディス®　9

め
メイラックス®　109
メキシチール®　59
メキシレチン塩酸塩　59

や
薬物血中濃度(C)　1
薬物総クリアランス(CL_{tot})　36, 54, 58, 90
薬物相互作用　121
薬物代謝酵素　124, 158

薬物治療モニタリング（TDM） 39, 133, 156
薬物動態学的相互作用 122
薬力学的相互作用 122
野生型アレル 160

ゆ

有効血中濃度 35
遊離型薬物濃度 146
油水分配係数 64

り

リスモダン® 42

リポバス® 129

れ

レニベース® 66, 74

ろ

ロヒプノール® 108, 111
ロフラゼプ酸エチル 109

わ

ワーファリン® 160
ワルファリンカリウム 160

薬物動態を推理する55 Question
一歩踏みこんだ疑義照会と服薬指導のために

2011年11月20日　第1刷発行	著　者　菅野　彊
2015年12月20日　第5刷発行	監修者　小西廣己
	発行者　小立鉦彦
	発行所　株式会社　南江堂
	〒113-8410　東京都文京区本郷三丁目42番6号
	☎(出版)03-3811-7236　(営業)03-3811-7239
	ホームページ　http://www.nankodo.co.jp/
	振替口座　00120-1-149
Ⓒ Nankodo Co., Ltd., 2011	印刷　真興社／製本　ブックアート

定価は表紙に表示してあります．
落丁・乱丁の場合はお取り替えいたします．

Printed and Bound in Japan
ISBN978-4-524-26364-6

本書の無断複写を禁じます．

[JCOPY]〈(社)出版者著作権管理機構　委託出版物〉
本書の無断複写は，著作権法上での例外を除き，禁じられています．複写される場合は，そのつど事前に，(社)出版者著作権管理機構(TEL 03-3513-6969，FAX 03-3513-6979，e-mail: info@jcopy.or.jp)の許諾を得てください．

本書をスキャン，デジタルデータ化するなどの複製を無許諾で行う行為は，著作権法上での限られた例外（「私的使用のための複製」など）を除き禁じられています．大学，病院，企業などにおいて，内部的に業務上使用する目的で上記の行為を行うことは私的使用には該当せず違法です．また私的使用のためであっても，代行業者等の第三者に依頼して上記の行為を行うことは違法です．

〈関連図書のご案内〉　　　　＊詳細は弊社ホームページをご覧下さい《www.nankodo.co.jp》

違いがわかる! 同種・同効薬(改訂第2版)
黒山政一・大谷道輝　編　　　　　　　　　　　　　　　B5判・266頁　定価(本体2,800円+税)　2015.3.

続 違いがわかる! 同種・同効薬
黒山政一・大谷道輝　編　　　　　　　　　　　　　　　B5判・220頁　定価(本体2,800円+税)　2013.6.

現場で使える! 医療スタッフのための画像診断と薬物治療
汲田伸一郎・片山志郎　編　　　　　　　　　　　　　　A5判・246頁　定価(本体3,500円+税)　2015.8.

薬局がはじめる 在宅医療ポケットガイド
土田 孝・保母博美　著　　　　　　　　　　　　　　　B6変型判・158頁　定価(本体2,800円+税)　2014.6.

薬剤師がはじめる フィジカルアセスメント 副作用症状を見抜くためのポイント
河野 茂　監修／濱田久之・佐々木均・北原隆志　編　　　B5判・204頁　定価(本体3,800円+税)　2011.7.

薬剤師として身につけておきたい 老年薬学プラクティス
福島紀子　編　　　　　　　　　　　　　　　　　　　　B5判・202頁　定価(本体3,500円+税)　2011.4.

根拠がわかる ナース・薬剤師のための 医薬品Q&A
五味田 裕・荒木博陽　編　　　　　　　　　　　　　　B6判・256頁　定価(本体2,200円+税)　2003.6.

マトリックスでわかる! 漢方薬使い分けの極意
渡辺賢治　著　　　　　　　　　　　　　　　　　　　　新書判・182頁　定価(本体2,800円+税)　2013.4.

感染症のチーム医療 専門医の処方意図を探れ!
三笠桂一・森田邦彦　編　　　　　　　　　　　　　　　B5判・240頁　定価(本体3,500円+税)　2012.11.

ここが知りたかった腎機能チェック 薬剤師が処方せんと検査値から腎機能を評価するコツ
八田 告　監修／三宅健文　編　　　　　　　　　　　　A5判・182頁　定価(本体2,800円+税)　2015.6.

ここが知りたかった在宅ケアのお薬事情 薬剤師が答える111の疑問
鉄穴口麻里子・轡 基治　編　　　　　　　　　　　　　A5判・282頁　定価(本体2,800円+税)　2013.9.

ここが知りたかったOTC医薬品の選び方と勧め方
坂口眞弓　編　　　　　　　　　　　　　　　　　　　　A5判・318頁　定価(本体3,200円+税)　2013.10.

ここが知りたかった認知症・パーキンソン病スーパー処方 専門医の処方を解析
野元正弘・荒木博陽　編　　　　　　　　　　　　　　　A5判・162頁　定価(本体2,800円+税)　2014.12.

ここが知りたかった向精神薬の服薬指導
竹内尚子　著　　　　　　　　　　　　　　　　　　　　A5判・238頁　定価(本体3,200円+税)　2012.10.

緩和医療薬学
日本緩和医療薬学会　編　　　　　　　　　　　　　　　B5判・208頁　定価(本体2,800円+税)　2013.10.

がん薬物療法の支持療法マニュアル 症状の見分け方から治療まで
遠藤一司　監修／鈴木賢一・中垣 繁・米村雅人　編　　　B6変型判・280頁　定価(本体3,000円+税)　2013.3.

今日の治療薬2016 解説と便覧(年刊)
浦部晶夫・島田和幸・川合眞一　編　　　　　　　　　　B6判・1,408頁　定価(本体4,600円+税)　2016.1.

今日のジェネリック医薬品2014-2015
増原慶壮・北村正樹・「今日の治療薬」編集室　編　　　　B6判・784頁　定価(本体3,200円+税)　2014.6.

今日のOTC薬 解説と便覧(改訂第3版)
中島恵美・伊東明彦　編　　　　　　　　　　　　　　　A5判・762頁　定価(本体3,800円+税)　2015.3.

今日の病態栄養療法(改訂第2版)
渡辺明治・福井富穂　編　　　　　　　　　　　　　　　A5判・462頁　定価(本体3,400円+税)　2008.4.

疾患と治療薬 医師・薬剤師のためのマニュアル(改訂第6版)
大内尉義・伊賀立二・小瀧 一　編　　　　　　　　　　A5判・1,074頁　定価(本体7,500円+税)　2010.4.

定価は消費税率の変更によって変動いたします。消費税は別途加算されます。